Hypersensible
Et alors ?

Un tempérament expliqué

Hypersensible
Et alors ?

Un tempérament expliqué

Texte: Else Marie Bruhner
Illustrations : Hanna Ström

Éditeur : BoD – Books on Demand
12/14 rond-point des Champs Elysées, 75008 Paris
Impression : BoD – Books on Demand, Allemagne

ISBN: 978-2-322-11275-3

Dépôt légal : septembre 2016

J'ai écrit ce livre de tout cœur

pour toutes les personnes
qui s'intéressent à l'hypersensibilité

Je remercie Dr Elaine N. Aron, la chercheuse en psychologie qui a la patience et la générosité de bien vouloir partager ses découvertes, connaissances et analyses avec le grand public et particulièrement avec les personnes hypersensibles dans le monde. C'est grâce à elle que j'ai entendu parler de *High Sensitivity* et que j'ai compris qui je suis *vraiment.*

Tout d'abord

Bienvenue dans le monde fascinant de l'hypersensibilité ! Avec ce livre, j'aimerais transmettre la vérité sur l'hypersensibilité. Pourquoi la vérité ? Parce que trop souvent, j'ai rencontré de l'ignorance, de la méfiance, des théories sans fondement ou des affirmations fausses, induisant en erreur et donnant l'illusion que le fait d'avoir une sensibilité élevée est un problème ou une faiblesse. Pourtant, depuis plusieurs années des scientifiques travaillent sur différents aspects relatifs à l'hypersensibilité. Ce livre est basé sur leurs recherches.

Sachez que l'hypersensibilité n'est *pas* un problème ou une faiblesse ! Ce n'est *rien* d'autre qu'une variante de *tempérament*. Cela veut dire que votre sensibilité est avec vous depuis votre naissance, qu'elle se trouve dans vos gènes et qu'elle fait partie de votre fonctionnement. Votre tempérament est votre être véritable. Un trait de tempérament n'est pas la même chose qu'un trait de personnalité, qui s'acquière *en plus* du tempérament et qui se développe au fil du temps, car il est influencé par les circonstances de la vie, tel que votre milieu familial, vos relations sociales et vos expériences professionnelles. Votre personnalité n'est donc pas votre être véritable.

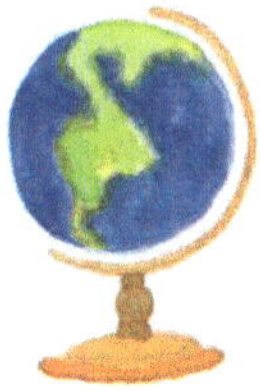

Sachez aussi que si vous avez une sensibilité élevée, vous n'êtes pas seul. En effet, une personne sur cinq est née avec ce trait de tempérament, ce qui fait environ 1,4 milliards d'hypersensibles dans le monde.

Par ailleurs, le mot « hypersensible » n'est pas le mieux choisi pour parler de ce trait de tempérament, étant donné que dans le monde francophone, il se limite souvent à la sensibilité sensorielle ou à une « hyperémotivité qu'il faut apprendre à calmer ». Cependant, j'ai choisi de l'employer, car il est déjà bien ancré dans la langue. Mais, j'utiliserai aussi des expressions comme « haute sensibilité » ou « sensibilité élevée » et parfois seulement « sensibilité ». Le terme scientifique est *Sensory Processing Sensitivity* ou *SPS*[1].

Ce livre vous offre aussi des suggestions pour vous aider à trouver votre équilibre en tant qu'hypersensible dans un monde surtout fait pour des non-hypersensibles. Notre sensibilité élevée n'est donc pas du tout un problème en soi, mais il est vrai qu'elle nous complique parfois la vie. Pourtant, elle nous offre des richesses inestimables qu'il est temps pour vous d'accueillir, pour en profiter et la faire rayonner autour de vous. En effet, une meilleure connaissance de ce trait de tempérament et de ses qualités profiterait, non seulement aux personnes concernées mais à la société entière. Mon souhait le plus cher est

---

[1] « Sensibilité dans le traitement de l'information sensorielle »

que ce livre vous amène à voir votre sensibilité sous un autre jour, peut-être avec plus d'assurance et de confiance en vous.

Alors, qui suis-je pour vous faire ce beau discours ? Mon nom est Else Marie et mon seul mérite, dans ce contexte, est d'avoir une sensibilité *très* élevée. Je suis suédoise mais établie en Suisse romande depuis longtemps. Il y a cinq ans, j'ai lu un court article sur la haute sensibilité dans un magazine suédois et m'y suis tout de suite reconnue. Ce fut une révélation pour moi, qui m'étais toujours sentie un peu bizarre et à part. J'ai commencé à piocher dans des livres et articles, le tout en anglais, car il n'y avait pas encore de littérature sur ce sujet en suédois. Après avoir lancé un site internet, j'ai initié une association en Suède dans le but d'informer le grand public. Aujourd'hui, je donne des conférences en Suède, ce qui me donne aussi l'occasion de visiter des régions de mon pays natal que je ne connaissais pas.

J'ai reçu d'innombrables témoignages de personnes qui se sont rendu compte à quel point leur style de vie a été mal adapté à leur sensibilité et comment elles ont pu changer cela. Peut-être qu'il est temps que ça change aussi pour vous ? Quoi qu'il en soit, j'espère que vous allez avoir autant d'intérêt à lire ce livre que j'ai eu de plaisir à l'écrire. Je vous souhaite une excellente lecture !

Else Marie Bruhner
Août 2016

Êtes-vous hypersensible ?

Lisez d'abord ceci :

- Vous absorbez les énergies extérieures comme une éponge, et on vous a toujours dit : « Fiche-toi de ça ! »

- Vous n'êtes pas forcément un génie, mais vous ne pouvez pas vous empêcher de réfléchir. Tout passe à la moulinette, même des choses qui paraissent insignifiantes : « Tu analyses trop ! »

- Vos réflexions vous font vivre des émotions de toutes sortes, souvent intenses et pas toujours faciles à gérer : « Calme-toi un peu ! »

- Vous captez des subtilités autour de vous que les autres ne perçoivent pas : « C'est fou ce que tu remarques des choses ! »

- Vous êtes vite accablé par des situations « chaotiques », les foules, les grands magasins, le brouhaha, les lumières fortes, les sirènes : « Tu en fais une tête ! Quelque chose ne va pas ? »

- Vous supportez mal les odeurs désagréables, les textiles rêches, les étiquettes qui vous grattent, la pluie ou le vent qui vous fouettent le visage : « Arrête ton cinéma, tu en fais trop ! »

- Une œuvre d'art, une musique, un paysage ou une ambiance peuvent vous émouvoir jusqu'aux larmes : « Tu prends tout trop à cœur ! »

- Vous avez une vie intérieure riche et complexe : « Tu te compliques trop la vie ! »

- Vous êtes à l'écoute des autres : « Avec toi, on peut vraiment parler ! Tu comprends tout ! »

- Après une journée riche en stimuli, vous n'avez qu'une envie : vous reposer au calme plutôt que de continuer au restaurant avec vos amis : « Fais un effort ! Viens avec nous ! »

- Parfois vous mettez du temps à vous décider : « Dépêche-toi ! On n'a pas que ça à faire ! »

- Une critique à votre égard devient vite une montagne et vous avez de la peine à rebondir : « C'est rien ! T'es trop susceptible ! »

- Vous vous stressez lorsque vous devez vous dépêcher ou faire plusieurs choses en même temps. Pourtant, vous vous pliez en quatre pour que votre travail soit rendu à temps afin de ne pas causer de soucis aux autres : « C'est super ! On peut toujours compter sur toi ! »

- Quand on vous observe, vous faites une moins bonne performance que d'habitude : « T'inquiète ! Tu feras mieux la prochaine fois ! »

Ça vous parle ?

Est-ce que vous vous reconnaissez ? Alors, il se peut que vous soyez une personne à sensibilité élevée. Si vous avez des hésitations, il vous suffit de continuer la lecture de ce livre, et vous verrez que vos éventuels doutes vont peu à peu se dissiper.

La chercheuse Elaine Aron

Mais avant de poursuivre, j'aimerais vous présenter une chercheuse américaine dont le nom est incontournable dans ce contexte : Elaine Aron.

Docteur en psychologie, elle partage son temps entre son cabinet de psychothérapie, ses recherches et l'écriture. En 1996, elle publie *The Highly Sensitive Person*, qui est devenu un best-seller traduit en une vingtaine de langues, dont le français sous le titre (qui porte à confusion) *Ces gens qui ont peur d'avoir peur*. Dans ce livre se trouve son questionnaire : *Êtes-vous hypersensible ?*[1]. Je vous recommande vivement de lire cet ouvrage, auquel vous pouvez faire entièrement confiance. Néanmoins, il est regrettable que la réédition de 2013 ne fasse aucune

---

[1] *Are you Highly Sensitive ?* Ce questionnaire ne peut être reproduit ici pour des raisons de droits d'auteur. Il se trouve aussi (en anglais) sur son site *www.hsperson.com*.

mention des recherches qui ont eu lieu après la première édition française en 2005. Quoi qu'il en soit, j'essaierai de combler ce manque dans la Partie 3.

Elaine Aron a toujours partagé ses connaissances avec le grand public. À travers ses livres, articles et conférences, elle met l'accent sur les aspects positifs de notre trait de tempérament, qui pendant longtemps a été faussement synonyme d'introversion, d'inhibition, d'anxiété, de timidité ou de dépression.

Quand on lui demande « les personnes hypersensibles, n'en faites-vous pas une élite ? », elle répond : « Peut-être que si, mais c'est exactement ce que les personnes hypersensibles ont besoin de sentir, pour une fois ! »

Apprendre à se connaître

Si vous pensez être hautement sensible, il serait précieux pour vous de faire plus ample connaissance avec cette variante de tempérament, car elle fait partie de votre identité et c'est toujours bien de savoir qui on est, n'est-ce pas ? Tout d'abord, je vous invite à prendre connaissance de ces quelques constatations :

- L'hypersensibilité n'est pas une invention. Elle a toujours existé, même avant l'apparition de l'homme sur terre, dans le règne animal.

- Environ 20 % de la population globale est née avec ce trait de tempérament. Les personnes à sensibilité élevée constituent donc une minorité qui a un système nerveux central plus sensible et un cerveau qui fonctionne un peu différemment que chez la majorité (80 %).

- Il existe des degrés différents à l'hypersensibilité entre les individus, qui peuvent donc être plus ou moins sensibles. Par contre, il n'y a pas un entre-deux – ou bien on est hypersensible, ou bien on ne l'est pas.

- Jusqu'ici, vous vous êtes probablement efforcé de vous faire accepter par la majorité, en refoulant ou en cachant certains de vos fonctionnements et en adoptant un style de vie qui ne vous correspondait pas, avec des résultats parfois problématiques. Sachez que cela n'a pas fonctionné non pas parce que vous êtes « bizarre » ou « anormal », mais parce que vous êtes *différent*. Vous êtes tout simplement né avec un tempérament que cette majorité n'a pas. On pourrait aussi inverser la chose et dire que la majorité est née avec un tempérament que la minorité n'a pas ! Le simple fait de savoir que nous avons affaire à deux tempéraments différents peut être un soulagement.

L'hypersensibilité et notre façon de vivre

Comme nous allons le voir, l'hypersensibilité détermine notre façon de vivre, car elle influence tous les aspects de notre vie : l'enfance, l'adolescence, la santé, le travail, les loisirs tout comme les relations. Le plus vous apprendrez à connaître l'hypersensibilité, le mieux vous comprendrez le monde qui vous entoure mais aussi vous-même, votre manière de fonctionner. Peut-être serez-vous amené à ajuster ou à changer votre mode de vie, pour réduire les stimulations et le stress. Très probablement, vous allez gagner en confiance pour mieux vous respecter et vous affirmer par rapport à une majorité qui ne vous comprend pas toujours. Ce qui est sûr, c'est que vous saurez mieux apprécier les aspects positifs, riches et nuancés que votre sensibilité vous offre.

Oui, l'hypersensibilité influence notre façon de vivre, puisqu'elle fait partie intégrante de nous. Nous avons le *droit* d'être hautement sensibles. En fait, nous *devons* l'être ! Des biologistes évolutionnistes ont démontré que notre façon de réagir face à l'environnement est une stratégie de survie. Par exemple, avec nos cinq sens, nous percevons les choses les plus subtiles que les autres ne remarquent pas. Ceci nous aide à pressentir des dangers pour avertir le reste du groupe ou à saisir les bonnes occasions. En fait, les individus sensibles jouent un rôle indispensable dans l'évolution des espèces.

Ce raisonnement peut vous sembler étrange ou abstrait, mais tout cela est fascinant et mérite d'être développé. Vous le verrez, en lisant les pages qui suivent…

Partie 1

Comment se manifeste l'hypersensibilité ?

Deux stratégies de survie

C'est beaucoup grâce aux biologistes évolutionnistes que nous savons comment certains aspects de l'hypersensibilité se manifestent dans la pratique. Ces experts ont étudié des espèces animales pour comprendre comment les individus à l'intérieur d'une même population réagissent par rapport à leur environnement et comment ils se comportent pour cohabiter et survivre.

Les animaux

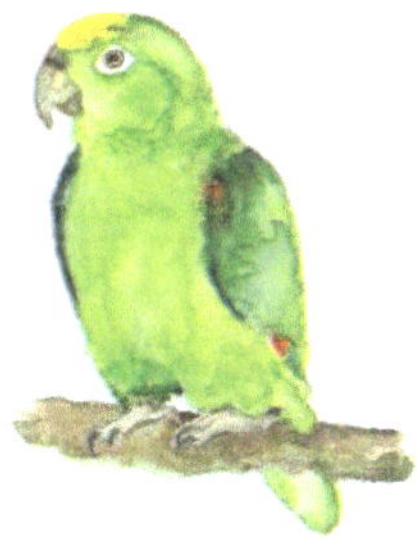

Jusqu'à aujourd'hui, les biologistes ont étudié une bonne centaine d'espèces, allant des moucherons aux primates, en passant par les insectes, les araignées, les poissons, les pieuvres géantes, les hyènes, les rats, les oiseaux, les animaux de la ferme, les élans, etc. Ils sont d'avis que chaque espèce contient deux types d'individus ayant des comportements qui dépendent l'un de l'autre tout en étant totalement opposés:

- Une majorité (80 %), avec des individus impulsifs qui n'hésitent pas à foncer pour explorer ou se battre, et qui sont très peu réactifs à leur environnement – ils n'ont pas vraiment besoin de s'en préoccuper, car ce n'est pas leur priorité de savoir ce qui se passe autour d'eux.

- Une minorité (20 %), avec des individus observateurs, qui prennent le temps de réfléchir, et qui sont extrêmement réactifs à leur environnement – ils sont vigilants à ce qui se passe autour d'eux car c'est leur priorité. Ils sont attentifs aux possibles dangers, surtout dans des situations qu'ils ne leur sont pas familières.

Selon l'espèce étudiée, les biologistes ont dénommé ces types d'individus aigles/colombes, audacieux/timides, nerveux/rabattus, agressifs/peureux, impulsifs/tendus, risque-tout/prudents, etc.

L'être humain

Les mêmes différences de comportement se manifestent aussi chez l'être humain. Elaine Aron les nomme personnes non-hypersensibles (80 %) et personnes hypersensibles (20 %)[1].

Deux stratégies de survie

Comme nous allons le voir, ces deux types de comportements représentent deux stratégies de survie. L'une n'est pas meilleure que l'autre. Parfois, elle est un avantage, parfois un désavantage, tout dépend du moment. Les deux stratégies sont diamétralement opposées mais sont faites pour coexister. Regardons maintenant un descriptif de ces deux comportements :

---

[1] *Highly Sensitive Person (HSP)*

Deux comportements – deux stratégies

80 % non-hypersensibles	20 % hypersensibles
Ces individus sont impulsifs et désirent des résultats rapides.	Ces individus n'ont pas besoin de résultats rapides. Ils préfèrent agir en sécurité.
Leur priorité est d'agir avant de réfléchir.	Ils s'arrêtent pour scruter l'environnement, collecter les informations et les analyser[1].
Leur priorité n'est pas d'estimer les risques et dangers ; ils ne les craignent pas.	Ils évaluent les risques et dangers avant d'agir.
Ils protègent le reste du groupe en *agissant* : ces individus foncent en avant et vont sur le front pour se battre, pour défendre leur territoire ou les autres membres contre des intrus qui leur auront peut-être été signalés par un individu hypersensible.	Ils protègent le reste du groupe en étant *vigilants* : ces individus perçoivent des subtilités dans l'environnement et peuvent ainsi avertir les autres membres des risques (prédateurs, mauvaise nourriture, intrus) ou saisir les opportunités. Ils restent aussi en arrière pour s'occuper des individus jeunes, vieux ou malades.

[1] Mode « pause-réflexion »

L'histoire des deux chevreuils

Voici une petite histoire pour illustrer le fonctionnement des deux stratégies :

Il était une fois deux chevreuils qui rôdaient côte à côte dans la forêt. Un chevreuil est hypersensible tandis que l'autre ne l'est pas. Voilà qu'ils arrivent à un petit pré riche en herbe. Le chevreuil non-hypersensible n'a qu'une chose en tête : y aller en premier pour en profiter ! Il jette un coup d'œil pour s'assurer que la voie est libre et se précipite pour se rassasier. Bien évidemment, le chevreuil hypersensible voudrait aussi profiter de cette belle herbe, mais cela peut être risqué ! Alors, il va prendre ses précautions et rester sur place un moment pour scruter l'environnement et repérer d'éventuels dangers. Il reste très vigilant et perçoit tout ce qui se passe autour de lui. Il voit quelques fleurs toxiques qui poussent à droite dans le pré ; il flaire une odeur inhabituelle et se demande ce que c'est ; il entend un bruissement un peu plus loin et redresse les oreilles. Il observe et analyse méticuleusement toutes les informations sensorielles. Quand le passage lui semble libre, il s'avance dans le pré pour goûter l'herbe... et voilà ce qui lui arrive...

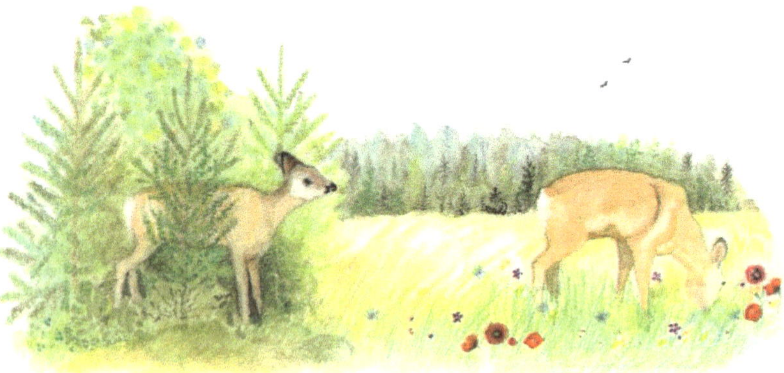

Il restera sur sa faim, parce que l'autre chevreuil aura déjà tout mangé. La quantité d'herbes étant limitée, le chevreuil non-hypersensible a pu en profiter entièrement et en toute tranquillité pendant que le chevreuil sensible était en mode « pause-réflexion ».

Une stratégie pas meilleure que l'autre

Une stratégie n'est pas plus efficace que l'autre. C'est la situation qui décide. Cette fois-ci, c'est la stratégie du chevreuil non-hypersensible qui gagne. Par contre, si ce chevreuil avait été tué par un prédateur ou un chasseur, ça aurait été la stratégie du chevreuil sensible qui aurait réussi le mieux.

Pas toujours lents

Si par contre, le chevreuil hypersensible était déjà venu par là, il aurait eu moins d'informations à scruter et à traiter (puisqu'il l'aurait déjà fait), et il aurait pu agir beaucoup plus vite, même plus vite que l'autre chevreuil. La lenteur pour prendre une décision n'est donc *pas* caractéristique de l'hypersensibilité. Par contre, rapides ou lents, les individus hautement sensibles resteront toujours vigilants et prudents.

L'être humain

Et l'être humain alors ? Le principe est le même. Pour moi, maintenant que je sais que ma façon de réagir reflète une stratégie de survie dans l'évolution des espèces et que la nature m'a faite ainsi, je vois ma sensibilité sous un autre jour et je comprends mieux le pourquoi derrière mon fonctionnement. Un certain malaise de ne pas être comme « tout le monde » a ainsi disparu. Par exemple, le fait que je tressaute facilement (en poussant un petit cri de frayeur parfois), m'a toujours embarrassée. En général, ça fait rire les gens, par gêne de m'avoir fait peur ou parce que ma réaction les amuse. Maintenant, je sais que mes sursauts ne sont pas une bizarrerie mais qu'ils sont dus à une vigilance qui va m'amener à avertir le reste du groupe d'un danger ou à fuir. Heureusement, dans mon quotidien il n'y a pas de danger de mort à chaque fois que je tressaute. Mais, le jour où ma vigilance sauvera ne serait-ce qu'*une* vie, l'hypersensibilité aura démontrée toute sa raison d'être, et moi, je serai une « héroïne » !

Maintenant, que vous avez compris le pourquoi et le comment de votre manière de fonctionner, vous n'avez plus besoin de vous comparer aux autres, de vous culpabiliser ou de vous sentir bizarre. Peut-être allez-vous aussi voir le comportement des « 80 % » d'une autre façon. Et c'est tant mieux, car notre espèce *Homo sapiens* et notre société ont besoin des deux. Il faut simplement que les personnes hypersensibles arrivent à mieux se faire entendre et respecter par les non-hypersensibles, car nous sommes pleins de qualités qui méritent d'être connues et prises en compte, ce qui n'est pas vraiment le cas dans la culture occidentale actuelle.

Introvertis et extravertis

Traditionnellement, l'hypersensibilité a été considérée comme l'équivalent de l'introversion ou de l'inhibition.

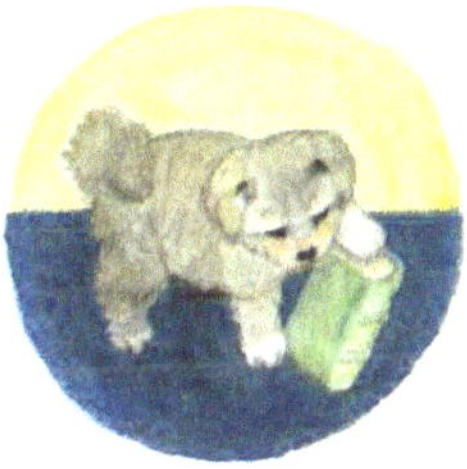

Il est vrai que la personne introvertie n'a pas besoin d'autres gens ou de sources de stimulation pour charger ses batteries – son cerveau est déjà très occupé à réfléchir, ce qui d'ailleurs lui offre une vie intérieure riche. Elle préfère créer des liens émotionnels et plus profonds avec une personne à la fois plutôt qu'être sur-stimulée en groupe. Ceci correspond à beaucoup de personnes hypersensibles. Mais, les hypersensibles ne sont pas tous introvertis (et les introvertis ne sont pas tous hypersensibles). En effet, au moins 30 % des personnes hypersensibles sont plus ou moins extraverties. Ces personnes sont nées avec un trait de tempérament supplémentaire, appelé « chercheur de sensations » (*Sensation Seeking*)[1]. Ceci veut donc dire qu'environ un individu sur seize dans le monde est hypersensible *et* chercheur de sensations.

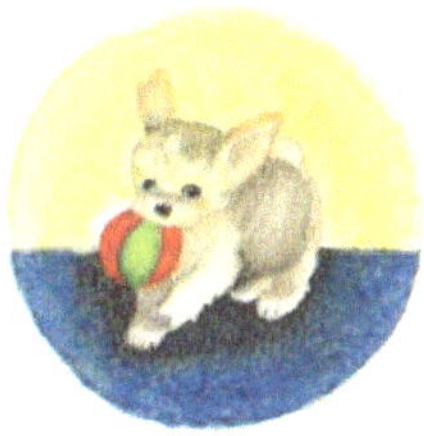

---

[1] C'est le professeur et psychologue américain Marvin Zuckerman qui a créé le questionnaire *Sensation Seeking Scale (SSS)*, pour tester dans quelle mesure vous cherchez des frissons et des aventures, et/ou de nouvelles expériences, et/ou à vous comporter d'une façon désinhibée, et/ou à éviter l'ennui.

Chercheur de sensations

Chaque être humain a deux systèmes généraux de motivation dans le cerveau, le SAC (système *d'activation* comportementale) et le SIC (système *d'inhibition* comportementale), qui contrôlent son comportement vis-à-vis du monde qui l'entoure. Le SAC motive l'individu à aller de l'avant tandis que le SIC le retient. Le chercheur de sensations a un système d'activation qui prime sur le système d'inhibition. Comme nous allons le voir, aussi la personne hautement sensible peut avoir un système d'activation plus ou moins fort, mais tôt ou tard son système d'inhibition va tirer la sonnette d'alarme.

Si vous êtes chercheur de sensations, vous avez tendance à vouloir pimenter votre quotidien avec des stimulations de toutes sortes et parfois de haut niveau. Vous cherchez de nouvelles expériences et vous êtes prêt à prendre des risques pour les obtenir. Les routines vous fatiguent – vous préférez profiter de nouveaux films ou restaurants plutôt que de revivre les mêmes choses. Il se peut que vous visiez les postes de travail stressants qui demandent beaucoup de flexibilité, que vous changiez fréquemment d'employeur ou que vous déménagiez souvent. Certains d'entre vous ne suivent pas les règles sociales habituelles – votre style de vie est peu conforme. Vous cherchez peut être des sensations à travers des drogues, de l'alcool ou des aventures sexuelles, ou peut-être ne respectez-vous pas les règles de la circulation. Vous adorez parcourir une nouvelle ville à l'improviste (vous pourriez être explorateur) et vous n'aimez pas planifier votre quotidien. Il y en a parmi vous qui pratiquez des sports extrêmes avec de la vitesse et des dangers, pour le plaisir d'avoir des frissons ; la plongée sous-marine, l'aile delta, la varappe, la course de moto, le surf, le parachutisme... rien ne vous fait peur.

Chercheur de sensations et hypersensible

Mais attention ! Si *en plus* d'être chercheur de sensations vous êtes hypersensible (parce qu'il y a aussi des hypersensibles qui s'ennuient vite et/ou font des sports à risques), vous n'allez tout de même pas foncer tête baissée. Puisque votre sensibilité élevée privilégie prudence, vous allez d'abord étudier les activités à fond et prendre des mesures strictes pour devenir l'expert en question de sécurité. Ce n'est pas le frisson du risque que vous cherchez, mais la sensation de l'intensité.

Vous l'avez compris, ce trait de tempérament fonctionne à l'opposé de la haute sensibilité. Il est associé à la dopamine, un neurotransmetteur qui pousse à être impulsif, tandis que l'hypersensibilité est plutôt associée à un autre transmetteur, la sérotonine, qui incite à évaluer les risques et dangers avant d'agir (lire plus dans Partie 3).

Comment concilier les deux ?

Comment peut-on vivre avec deux traits de tempérament si différents ? Comment peut-on être plus ou moins hypersensible et plus ou moins chercheur de sensations en même temps ? C'est possible, mais pas facile.

C’est mon cas. Je suis constamment tiraillée entre vouloir sortir ou rester dans ma zone de confort à la maison. Ceci est très fatiguant. Mon côté chercheur de sensations a envie de stimulations venant de l'extérieur, tandis que ma sensibilité élevée n’en supporte pas trop. Par conséquent, pour ne pas être déstabilisée, je dois trouver un équilibre entre mon côté extraverti et introverti. Si je m’active trop sans récupérer entre deux, je risque une fatigue chronique ou le surmenage.

Heureusement, étant hypersensible j'ai aussi la capacité de chercher des sensations dans les livres, la musique, les arts, les films ou tout simplement à l'intérieur de moi – je peux lire dans les nuages, fabriquer des châteaux dans les braises, inventer des histoires, rêvasser… Et une aventure peut aussi être la concrétisation d’une de mes nombreuses idées (comme ce livre) ! D'ailleurs, ce n’est pas parce que vous êtes hypersensible et non chercheur de sensations que vous n’aimez pas les nouveautés…

Très différents et pourtant…

À première vue, la différence entre la personne sensible introvertie et sensible extravertie semble énorme. Il est vrai que nous sommes tous différents, chacun avec son bagage génétique et son passé. Mais alors, qu’est-ce que les personnes hautement sensibles partagent ? Qu’est-ce qui nous relie ? Pour avoir la réponse, je vous invite à lire le chapitre suivant, qui vous mènera au cœur du *Sensory Processing Sensitivity…*

Partie 2

Qu'est-ce que
les personnes hypersensibles
ont en commun ?

Les quatre piliers

Toutes les personnes hypersensibles ont en commun quatre caractéristiques, qui sont les mêmes pour chacun de nous mais à des degrés différents. C'est ce que j'appelle les quatre piliers[1] :

- Traitement approfondi
- Sur-stimulation
- Réceptivité émotionnelle
- Sensibilité aux subtilités

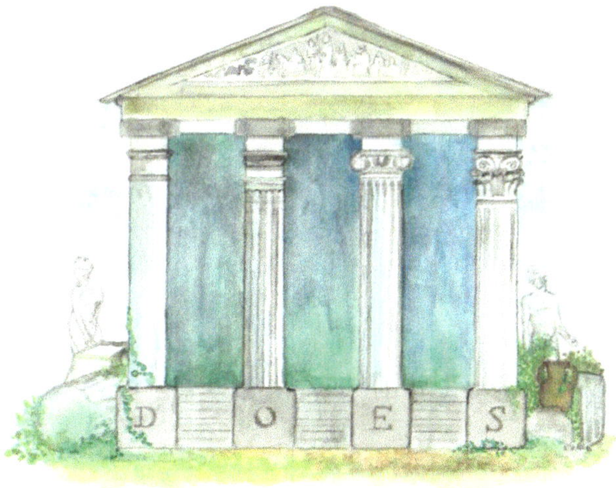

[1] Comme aide mémoire, Elaine Aron a créé l'acronyme *DOES: Depth of processing, Overstimulation, Emotional responsiveness, Sensitivity to subtle stimuli.*

Dans les pages qui suivent, je vais décrire chaque pilier en détail et lister les différentes manières qu'ils ont de contribuer à notre façon d'être (ces listes ne prétendent pas d'être exhaustives et les points soulevés ne se limitent pas forcément à un pilier uniquement).

Vous allez certainement remarquer que tout ne vous correspond pas nécessairement à 100 %. C'est normal, puisqu'il y a de la diversité à l'intérieur de notre groupe. Je le vous rappelle, nous sommes tous différents, chacun avec son mélange de tempéraments et son vécu.

Cependant, voyons maintenant ce que *toutes* les personnes hypersensibles, chercheuses de sensation ou non, ont en commun, et dans quelle mesure vous vous y reconnaissez…

Premier pilier

Traitement approfondi

Commençons avec le premier pilier, qui est le « traitement approfondi ». Ceci est l'aspect *fondamental* de la haute sensibilité. En effet, des images cérébrales (lire plus dans Partie 3) montrent que le cerveau des hyper-sensibles s'active et s'applique beaucoup plus que celui des non hyper-sensibles.

Comment ça fonctionne ?

Il s'avère que la personne à sensibilité élevée réfléchit plus *souvent*, plus *longtemps* et plus *à fond* que la moyenne des gens. Puisque nous sommes très réceptifs à notre environnement, rien de ce que nous voyons, entendons, goûtons, reniflons ou touchons ne passe inaperçu ou nous laisse indifférents. Puis, il faut à tout prix que nous rajoutions des réflexions à la perception initiale, que nous devons à tout prix tordre, tourner, creuser… un peu plus… et encore un peu plus…

Qu'on le veuille ou non, qu'on le sache ou non, ça chauffe là-haut : « Ma tête est comme une machine à popcorn ! Si seulement je pouvais appuyer sur un bouton pour l'arrêter ! »

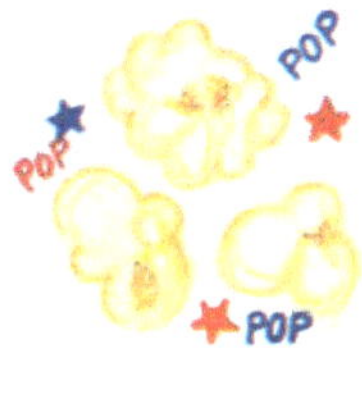

C'est un peu comme quand quelqu'un vous donne son adresse ou son numéro de téléphone et que vous n'avez rien sous la main pour le noter. Vous devez alors faire des efforts et trouver des astuces pour retenir ces données. Tout le monde fait cela de temps à autre, mais la personne hautement sensible le fait plus souvent et d'une façon plus méticuleuse que les autres.

Parfois, les informations sensorielles que nous percevons à longueur de journée nous emmènent en expéditions mentales :

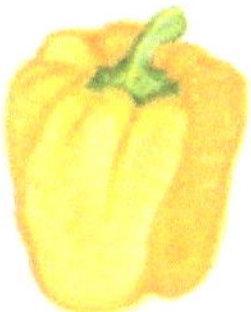

Des poivrons étalés dans un magasin me font réfléchir sur l'hygiène dans la manipulation des aliments, en passant par les conditions misérables des saisonniers marocains en Espagne, les scandales de la famille royale d'Espagne ainsi que l'utilité de la monarchie comme institution (mon pays d'origine est une monarchie)...

... ou encore :

Deux fourmis qui traversent un sentier avec des feuilles me font réfléchir sur le sens de la vie et le rôle de l'homme sur terre en passant par la migration des oiseaux, la place qu'occupe le travail dans la vie des humains, les différences entre « devoir » et « passion » et la réincarnation.

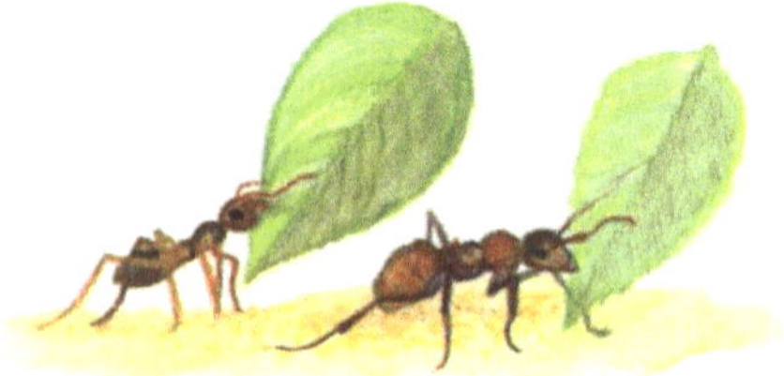

Tirer des conclusions pour l'avenir

Le traitement en profondeur consiste aussi à analyser chaque situation nouvelle dans le but de tirer des conclusions et des leçons pour le futur. Autrement dit, nous voulons apprendre de nos (mauvaises) expériences pour éviter de refaire les mêmes erreurs. Tout le monde utilise cette méthode ; tout le monde fait ses propres analyses et crée comme une « cartothèque mentale » dans laquelle puiser quand nécessaire. La différence est que la personne sensible puise dans ce registre beaucoup plus souvent et profondément que la moyenne des gens.

Ce n'est donc pas le fait d'avoir les cinq sens très développés (hyperesthésie) qui est la base de l'hypersensibilité, mais ce que notre cerveau *fait* avec les informations sensorielles que nous percevons. Après tout, beaucoup de personnes hypersensibles portent des lunettes ou des appareils acoustiques. Il faut aussi savoir que *toutes* les personnes à sensibilité élevée n'ont pas forcément *tous* les cinq sens aussi développés.

Comment ça se manifeste ?

La liste des différentes manières dont le pilier « traitement approfondi » se manifeste est plus longue que celles des piliers suivants, certainement parce que le traitement approfondi est à la base de l'hypersensibilité. Chaque personne sensible ne s'identifiera pas forcément avec toutes les constatations ci-dessous, mais certainement avec la majeure partie.

La personne hautement sensible...

... **est créative et a des idées** : notre créativité nous amène des idées, que nous avons souvent envie de concrétiser en projets. Ce n'est pas rare que nous ayons plusieurs projets en route... pour ne pas dire trop de projets ! Ceci peut être stressant, et notre enthousiasme initial risque de se perdre un peu. Nous devons bien admettre que nous ne sommes pas des surhumains et que nous devons parfois faire un tri. Le fait d'avoir trop d'idées et trop de projets à la fois risque aussi de nous éparpiller et de nous empêcher de voir clair pour trouver notre passion dans la vie.

... **est intuitive** : quand on est intuitif, on sait des choses sans savoir comment on les sait. Souvent, nous savons intuitivement ce qui va se passer ou pas, ce qui va fonctionner ou pas, comment untel va finir sa phrase... C'est ce qu'on appelle aussi le « sixième sens ».

... **est consciencieuse** : nous nous rendons compte des conséquences de nos actions et des difficultés qui peuvent advenir si nous ne faisons pas de notre mieux. Ainsi, nous nous appliquons pour ne pas embêter les autres ou leur causer des problèmes, en ne respectant pas des délais ou en retardant un projet d'équipe, par exemple. Sans fausse modestie, il paraît que nous sommes aussi sérieux, bien organisés, disciplinés, loyaux, dignes de confiance...

... **est douée pour l'analyse de problèmes** : nous savons regarder un problème sous différents angles, le mettre dans son contexte, analyser les pour et les contre, en tirer des conclusions et proposer des solutions mûrement réfléchies. Nous faisons de bons stratèges et savons aussi faire des projections à long terme.

... **fait de bons pronostics pour l'avenir** : nous sommes très attentifs aux informations sensorielles et utilisons ce que nous avons appris dans le passé pour faire de bonnes prévisions. En effet, nous avons souvent le pressentiment de si quelque chose va réussir ou pas (cela rejoint notre intuition et « sixième sens »).

... **à tendance à sur-généraliser** : une mauvaise expérience peut nous amener à vouloir éviter toute situation qui pourrait avoir une ressemblance, *même minime*, avec la mauvaise expérience que nous avons vécue ou à nous sentir anxieux face à cette perspective.

... **prend d'excellentes décisions** : nous prenons souvent de bonnes décisions, car elles sont mûrement réfléchies. En plus, elles sont prudentes.

... **s'efforce de ne pas commettre d'erreurs** : nous faisons en effet plus d'efforts que la moyenne des gens pour tirer des conclusions de nos expériences dans le but d'éviter des erreurs dans l'avenir. Justement, nous pouvons très bien nous rendre compte des conséquences que peuvent avoir un échec. Rien que *l'idée* de causer un fiasco peut nous accabler !

... **a de la peine à rebondir** : si échec il y a, nous avons de la peine à lâcher prise et à rebondir, comme si rien ne s'était passé.

... **a de la peine à rétorquer tout de suite** : dans une discussion ou une dispute, nous sommes si occupés à analyser ce que notre interlocuteur vient de dire que nous sommes dans l'incapacité de rétorquer tout de suite. C'est souvent le lendemain, après le traitement en profondeur, que nous trouvons ce que nous aurions pu dire.

... **prend mal la critique** : puisque nous faisons un traitement approfondi, ça fait mal d'essuyer les critiques de quelqu'un d'autre à notre propos.

... **a tendance à ruminer** : nous prenons les choses à cœur. Certaines paroles, de même que des non-dits, des critiques ou des injustices peuvent nous blesser profondément. Nous sommes capables de les ressasser pendant des jours, des semaines, des mois, voire des années !

... **peut paraître égocentrique** : nous réfléchissons beaucoup à nos propres pensées, ce qui n'est pas la même chose que d'être égocentrique. Au contraire, nous faisons preuve d'une empathie puissante (voir sous « troisième pilier »). C'est simplement que nous aimons bien évoquer nos états d'âme et nos réflexions.

... est vite accablée émotionnellement : des recherches montrent que pour réfléchir en profondeur, il nous *faut* des émotions. Nous sommes constamment bombardés d'informations sensorielles, ce qui génère des pensées, qui à leur tour peuvent faire étinceler un large spectre d'émotions, telles que la tristesse, la joie, l'anxiété, la colère, la honte, la nostalgie, l'enthousiasme, l'euphorie, l'empathie, la compassion... Nous sommes aussi très réceptifs aux humeurs, aux états d'âme et au langage corporel d'autrui, et avons tendance à faire des rêves puissants. Cela fait énormément de choses à gérer. Pas étonnant que nous nous sentions parfois envahis, impuissants et exténués.

... n'aime pas être observée : participer à un débat devant un public qui scrute tout ce que nous disons et faisons, ce n'est pas notre fort ! Nous avons certes des capacités, mais nous faisons une prestation moins bonne que d'habitude quand on nous regarde par-dessus l'épaule, nous chronomètre ou quand nous savons que notre prestation sera jugée. En effet, nous sommes des éminences grises qui agissent mieux *derrière* la scène, en bons stratèges et conseillers.

... n'aime pas papoter : les discussions dépourvues de sens nous stimulent négativement et ont tendance à nous fatiguer ou même nous irriter. Cela ne veut pas dire que nous sommes distants ou antisociaux, mais que nous faisons suffisamment de traitement approfondi pour ne pas encore vouloir rajouter des futilités.

… a besoin de temps pour elle-même : nous avons besoin de solitude pour faire le traitement approfondi, c'est-à-dire assimiler les stimuli et toutes nos émotions. Sinon, nous sommes vite sur-stimulés.

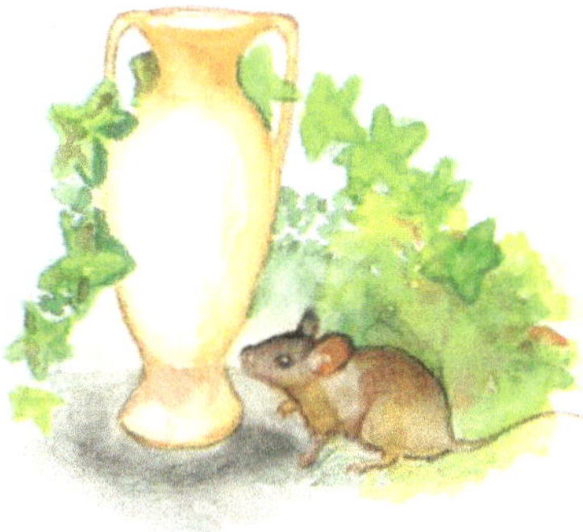

Et ceci nous amène au deuxième pilier…

Deuxième pilier

Sur-stimulation

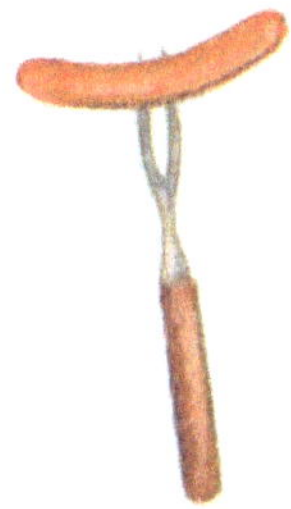

Un beau soir d'été, je vais à une fête de village. C'est l'heure de l'apéro et le gril est en train de chauffer. Tout le monde est content de se retrouver. Les enfants jouent et courent dans tous les sens. L'ambiance est conviviale. Pourtant, au bout d'un moment, je commence à me sentir mal. Je me rends compte (un peu trop tard) que je n'arrive plus à filtrer les stimuli, qui sont en train de m'envahir. Mon système nerveux est déjà surchargé et je dois me retirer.

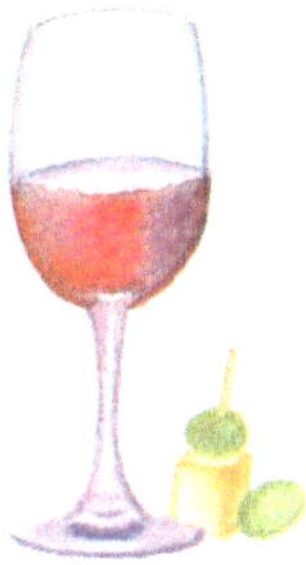

Comment ça fonctionne ?

Vous l'avez compris, mon seuil sensoriel est excessivement bas. Heureusement, ce n'est pas le cas pour tout le monde. En effet, chaque être humain a ses propres limites et réagit différemment face aux mêmes stimuli. N'importe qui peut se sentir très stimulé, mais la personne à sensibilité élevée se retrouve très stimulée plus rapidement que les autres. Ce qui est *modérément* stimulant pour la moyenne des gens est *très* stimulant pour nous, et ce qui est *très* stimulant pour les autres devient *trop* pour nous.

Deux sources de stimuli

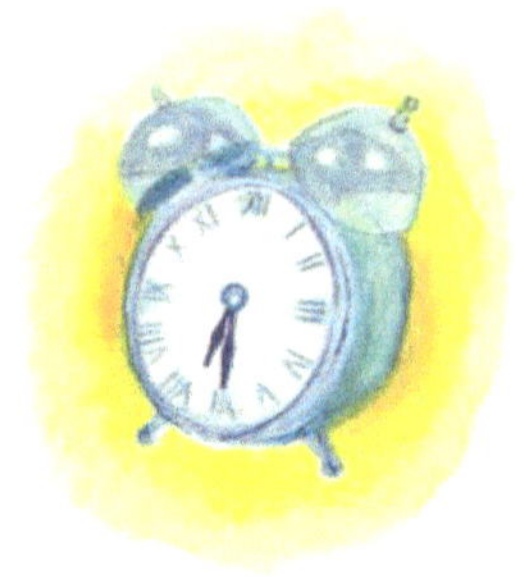

Bien sûr, énormément de stimulation vient de l'extérieur. Il suffit de parcourir une journée ordinaire pour nous rendre compte de tout ce que nous subissons depuis le moment où le réveil sonne jusqu'à ce que nous nous couchions : les bruits de la rue, la pluie sur le visage, le vent dans les cheveux, les odeurs désagréables, tous les stimuli au travail ainsi que tout ce que nous *lisons* sans vraiment le chercher (env. 80 % des stimuli viennent par les yeux). Tous ces stimuli, ce n'est pas rien pour une personne à sensibilité élevée. En outre, nous y rajoutons des émotions et des réflexions, et ceci à longueur de journée !

Beaucoup de stimulation vient aussi de notre intérieur. Ce sont les signaux corporels (à quoi nous sommes particulièrement attentifs), comme des douleurs, des tensions musculaires, la faim, la soif… La sur-stimulation ou le stress peuvent perturber notre pouls, provoquer des migraines, des nausées, des crampes au ventre, des transpirations ou des nœuds à l'estomac. Les signaux corporels peuvent aussi être évoqués par nos souvenirs, projets, réflexions, rêves...

Le juste milieu

La personne hautement sensible doit trouver le juste milieu entre « faire trop » (frénésie, fatigue, stimulation excessive) et « faire trop peu » (ennui, passivité, dépression). Nous sommes nombreux à acheter en ligne au lieu d'aller dans le magasin même, ou à regarder des DVD plutôt que de retrouver la foule au cinéma. Parfois, nous devons même renoncer à des festivités, ce qui n'est pas toujours bien vu par les autres ou facile à gérer pour le reste de la famille...

Rester chez soi au lieu d'aller dehors n'est pas nécessairement un signe d'introversion ou de paresse. Même un chercheur de sensations peut se priver d'un festival de jazz ou d'un feu d'artifice, car il sait d'emblée qu'il y aura trop de stimuli. Mais il y a aussi des chercheurs de sensations qui ne savent pas s'arrêter à temps et qui s'activent jusqu'à l'épuisement. Ils ont de la peine à respecter leur limite de tolérance et auront besoin de plus de temps pour récupérer.

Comment ça se manifeste ?

Avant de parler des implications de la sur-stimulation pour la personne hautement sensible, il faut dire que ce pilier est notre talon d'Achille. Effectivement, notre seuil sensoriel et de stress est *bien* plus bas que chez la moyenne des gens. Si vous vous êtes toujours efforcé de vivre comme les « 80 % », le temps est venu d'apprendre à connaître, à respecter et à impo-

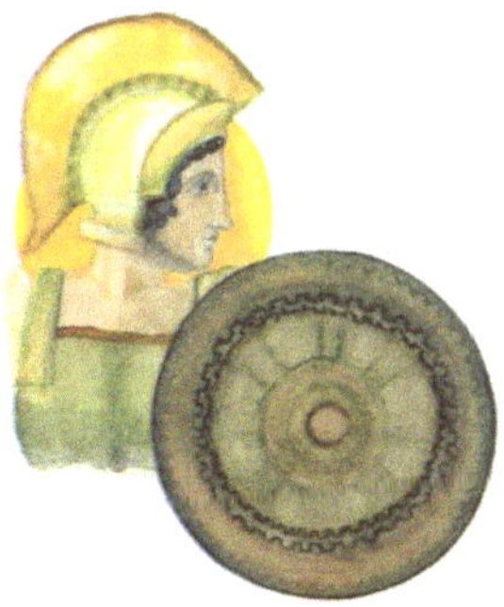

ser vos limites. Il y aura certainement des personnes dans votre entourage qui ne vont pas comprendre ou accepter que vous ayez changé certaines de vos façons de faire, et qu'il vous arrive de dire non. C'est dommage si vous n'arriviez pas à faire passer votre message, mais tenez bon, car c'est votre bien-être qui est en jeu.

La personne hautement sensible...

... **est vigilante face à son environnement** : nous sommes donc très réceptifs à ce qui se passe autour de nous. Cela fait partie de notre stratégie de survie et nous aide à avertir les autres membres des dangers. Mais souvent nous voyons des dangers où il n'y en a pas et nous gaspillons notre temps et notre énergie à répondre à de fausses alertes. Néanmoins, comme nous avons vu, il suffit que l'hypersensibilité sauve une seule vie pour qu'elle ait son utilité génétique.

... **vit souvent avec un stress chronique** : le système nerveux ne supporte pas trop de stimuli. Une stimulation excessive peut nous gâcher l'instant, mais nous pouvons vite nous remettre en nous reposant un moment – il suffit d'environ 20 minutes pour que le taux du cortisol (hormone de stress) baisse. Par contre, si nous subissons un excès de stimulation jour après jour, sans que nous puissions récupérer entre deux, nous risquons de développer un stress chronique qui met en danger notre santé psychique et physique. Alors, il y aura une accumulation de cortisol dans le sang, ce qui peut causer des troubles de sommeil, un manque d'appétit, une hypervigilance et de l'anxiété. Quand les glandes qui produisent le cortisol sont surchargées, la personne risque de dormir plus que la normale, prendre du poids et montrer des signes de dépression.

… **devient facilement fatiguée, irritable et impatiente** : quand nous subissons un excès de stimulation, nous pouvons vite devenir agités, énervés, accablés, épuisés ou maladroits et même insupportables pour nos proches (c'est dans des situations pareilles que nous n'arrivons plus à réfléchir logiquement et que nous risquons de « perdre les pédales »). Parfois, quand nous sommes déjà sur-stimulés, il suffit encore d'une stimulation, même *minuscule*, pour que le verre déborde et que nous n'ayons plus de considération pour les autres. À ce moment là, il faut *beaucoup* de compréhension de la part de notre entourage (et de nous-mêmes), ainsi qu'un endroit sombre et tranquille pour que nous puissions récupérer.

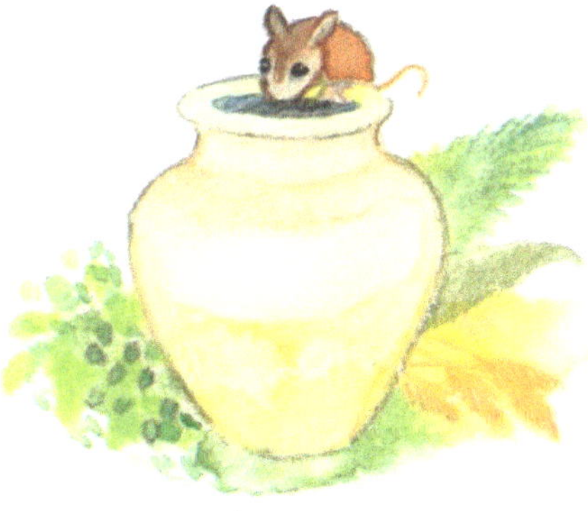

Troisième pilier
Réceptivité émotionnelle

Comment ça fonctionne ?

Toutes les personnes hautement sensibles ont des émotions fortes. Ceci n'est pas un mal et nous ne sommes pas faibles, illogiques ou névrotiques pour autant[1] !

Aussi notre empathie peut être extrêmement forte. Nous nous soucions de la justice sociale ainsi que du bien-être de nos semblables et des animaux. Nous avons tendance à vouloir sauver le monde entier ! D'habitude, tout ceci est apprécié par les autres, mais ça peut nous coûter très cher. En effet, la réceptivité émotionnelle est probablement l'aspect le plus compliqué et éprouvant à vivre pour la personne sensible. Ce sont nos émotions qui nous font réfléchir en profondeur, mais c'est aussi grâce à nos émotions que nous pouvons nous vanter d'une vie intérieure si riche !

Comment ça se manifeste ?

Non seulement nous vivons un spectre d'émotions bien plus large que la moyenne des gens, mais nous vivons aussi *tout* avec beaucoup plus d'intensité. Nous réagis-

---

[1] Souvent, on nous colle l'étiquette « hyperémotif », mais pas d'un ton bienveillant.

sons avec *plus* d'émotions à *chaque* chose qui se présente dans notre vie, qu'elle soit négative *ou* positive. Des recherches plus récentes constatent même que nous bénéficions mieux que les autres des circonstances positives, pas pour des choses particulières mais d'une façon générale. Cela s'appelle *Vantage Sensitivity* (sensibilité avantageuse) et j'en parlerai plus dans la Partie 3.

Nos émotions montent vite à la surface, et nous sommes souvent les premiers à éclater de rire, à nous exciter, à verser des larmes, à nous inquiéter ou à nous fâcher pour des choses auxquelles les autres ne portent pas forcément attention. Nos émotions peuvent aussi déclencher des réactions physiques, comme des battements de cœur, des crampes au ventre, des migraines, des transpirations, des vomissements...

Nous sommes très réceptifs aux énergies de notre entourage. Les énergies négatives nous drainent, tout comme les énergies positives nous dynamisent. Nous sommes comme des yo-yo. Cela peut être exténuant, et le chercheur de sensations n'est pas épargné.

L'empathie

Beaucoup de gens ont un sens de l'empathie. C'est normal, puisque les êtres humains sont des créatures sociales qui cohabitent et qui coopèrent. Néanmoins, la personne à sensibilité élevée a une empathie *très* développée. Il est vrai que nous sommes spécialement doués pour comprendre autrui, nous mettre à sa place et nous connecter profondément avec lui. Souvent, nous avons même l'impression de *vivre* l'état d'âme de l'autre. Comme une éponge, nous absorbons ses émotions à travers son langage corporel et ses vibrations. En effet, nous pouvons complètement nous *laisser envahir* par ses émotions, car nous avons de la peine à mettre des limites. Souvent, il n'y a plus de barrière entre « l'autre » et « soi ».

La compassion

Il est aussi très fréquent que nous ressentions de la compassion, ce qui signifie de vouloir *faire* quelque chose pour aider l'autre. Nous sommes capables d'être serviables et arrangeants jusqu'à nous épuiser ou même de nous effacer pour satisfaire les souhaits et les besoins de l'autre. D'ailleurs, la personne hautement sensible est une proie facile pour les pervers narcissiques, les manipulateurs, les gens toxiques et d'autres voleurs d'énergie.

La personne hautement sensible...

... **sait profiter des petites choses de la vie** : nous n'avons pas besoin d'extravagances pour nous sentir bien. Quelque chose qui peut sembler insignifiant pour les autres peut suffire pour nous émerveiller.

Un après-midi ensoleillé de novembre, je m'installe dehors pour boire mon café, quand un papillon vient se poser sur mon genou. Il reste là un bon moment en battant des ailes tout doucement. Je contemple la texture de son corps, ses yeux, ses antennes, ses pattes, le dessin et les couleurs de ses ailes... Quelle perfection ! Comme c'est beau ! Mon cœur se remplit d'admiration pour la nature. Je suis pleine de gratitude d'avoir pu vivre ce moment privilégié que je n'oublierai jamais...

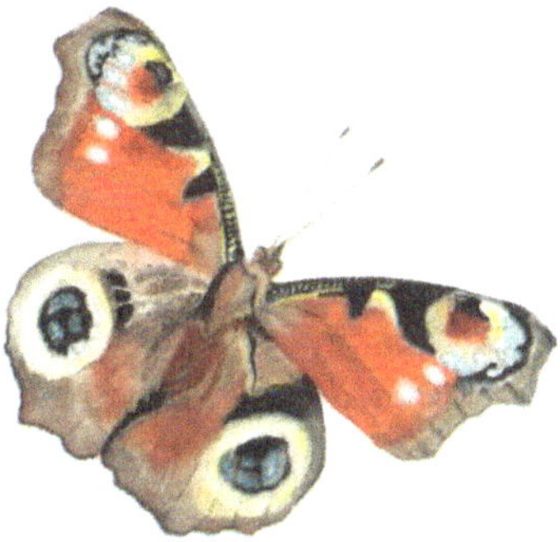

... ou encore :

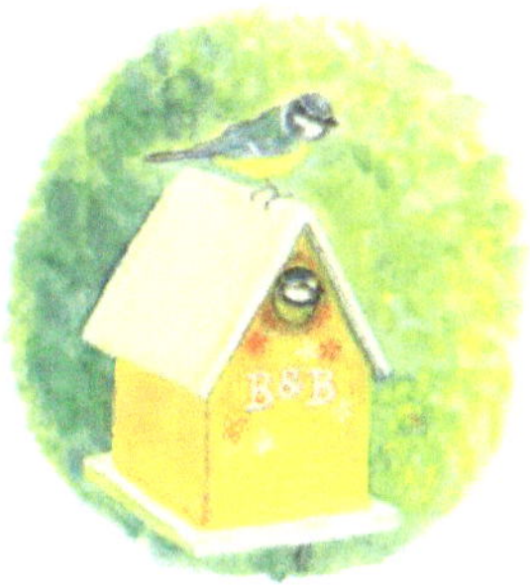

Ce matin, un couple de mésanges a emménagé dans leur petite maison accrochée devant la fenêtre de ma cuisine. Je suis émerveillée d'avoir de nouveaux locataires et me réjouis de suivre leur vie de famille ce printemps...

... **a besoin d'émotions pour pouvoir réfléchir** : le traitement en profondeur est facilité par des réactions émotionnelles, qui sont plus fortes chez la personne hypersensible. Nous avons effectivement *besoin* d'émotions pour faire le traitement en profondeur.

Un matin, j'ai lu un article sur l'hypersensibilité dans un grand quotidien de Suisse romande qui m'a tellement fâchée par son ignorance et son ton dédaigneux, que je me suis réveillée en pleine nuit sans pouvoir me rendormir, parce que j'étais en train de composer une réponse dans ma tête.

... **a plus de facilité à apprendre ce qui l'intéresse** : c'est grâce à nos émotions que nous avons plus de facilité à apprendre ce qui nous intéresse ou ce qui a un sens pour nous. Il est par exemple plus facile de s'approprier une langue étrangère dans le pays même que sur le banc d'une école, tout comme il est barbant d'apprendre des choses par cœur sans en voir l'utilité.

... **ne peut pas toujours dissimuler ses émotions** : parfois, quand nous sommes parmi d'autres gens, il arrive, pour une raison quelconque, que nous rougissions, que notre voix se mette à trembler ou que des larmes montent. C'est comme ça... Personnellement, j'ai appris à ne plus m'en faire, même si je suis entourée d'inconnus. J'ai compris que mes émotions peuvent déstabiliser les autres parce qu'elles font peur, mais qu'il y a aussi des gens qui m'admirent, parce que je n'ai pas honte de montrer mes émotions. C'est ainsi que la gêne peut se transformer en fierté !

... **se noie parfois dans ses émotions** : ce n'est pas parce que la réceptivité émotionnelle fait partie intégrante de notre tempérament et qu'elle apporte une dimension plus profonde à notre vie, qu'il faut que nous nous noyions dans nos émotions ! Plutôt que d'essayer de les étouffer, nous pouvons effectivement apprendre à les accepter et à les gérer.

... **pleure facilement** : il est vrai que nous avons vite les larmes aux yeux. Nous n'y pouvons rien. C'est notre tempérament qui le veut ainsi[1]. Ce qui complique un peu les choses, c'est que nous ne pleurons pas toujours de tristesse. Nous pouvons aussi verser des larmes de fatigue, de rage, de frustration, d'irritabilité, de contrariété, de joie, de nostalgie, de soulagement, de gratitude, de réjouissance, ou devant une œuvre d'art, un coucher de soleil, un oiseau qui plane, un silence...

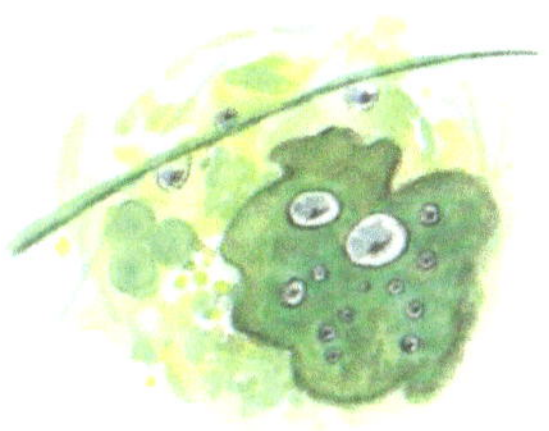

Quand j'entends le premier coassement des grenouilles, le temps s'arrête et j'ai tout de suite les larmes aux yeux. Non pas parce que je suis triste, mais parce que cette musique saisonnière et éternelle me touche au plus profond de moi. Elle représente la vie dont je fais partie. À cet instant, je me sens petite, pleine de gratitude, vulnérable et humble devant l'existence.

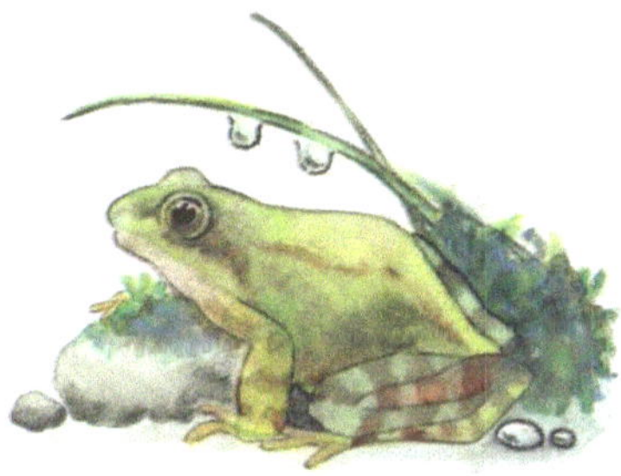

... **a des difficultés à mettre des limites** : poser des limites dans le simple but de nous sauvegarder est un de

[1] Cependant, c'est rare de voir un homme pleurer. En effet, vers l'âge de cinq ans, les garçons ont appris à ne plus pleurer et à refouler toutes les émotions, sauf la colère.

nos plus grands problèmes. Malheureusement, nous nous mettons un peu trop facilement à disposition de tout le monde, par peur de dire *non*, de sembler égoïste, d'être rejeté... Mais en posant des limites, nous protégeons tout simplement notre territoire, comme quand on clôture un terrain.

... **doit faire attention à ne pas être contaminée par les émotions d'autrui** : nous sommes vite affectés par les messages corporels et les énergies des autres gens. Souvent, il s'agit de vibrations subtiles que personne d'autre ne perçoit. Quand ça devient trop, je vous conseille de quitter le lieu. Imaginez simplement que vous êtes entourés de personnes enrhumées, et que vous n'avez nullement envie d'attraper leur rhume !

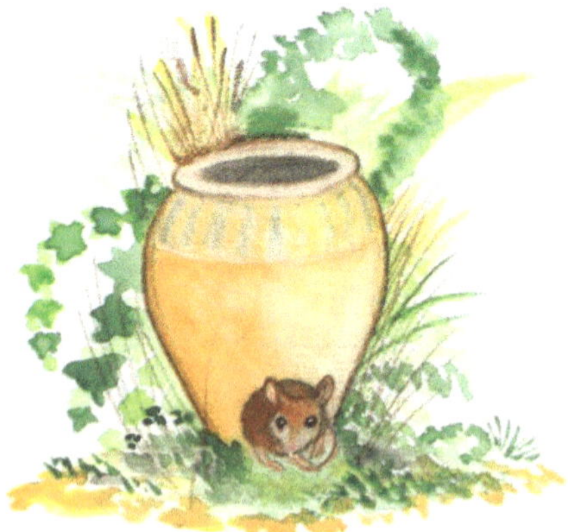

Quatrième pilier

Sensibilité aux subtilités

Comment ça fonctionne ?

La personne hautement sensible est en effet très consciente de son environnement. C'est elle qui remarque que la boulangère s'est percé les oreilles, que le dentiste a changé de chaises dans la salle d'attente, que son invité n'est pas à l'aise ou que la pianiste de concert hésite sur une note. Nous sentons quand quelqu'un ment ou fait semblant, et nous réagissons aux messages non verbaux transmis par le langage corporel d'autrui. En réalité, notre cerveau est *conçu* pour remarquer des choses que les autres ne perçoivent pas, *surtout* des subtilités. Ce n'est donc pas le fait d'avoir le goût, le toucher, l'odorat, la vue ou l'ouïe bien affûtés qui est l'aspect essentiel de l'hypersensibilité, mais la façon dont notre cerveau *utilise* les informations sensorielles.

Comment ça se manifeste ?

Cette capacité à percevoir les subtilités est parfois très utile. Comme nous le savons, elle fait partie de notre stratégie de survie et peut être efficace pour alerter les autres individus du groupe des risques et dangers et même pour sauver des vies.

Un ami et moi avons passé la soirée au concert. Nous nous dirigeons vers le parking. À un endroit, mon ami s'arrête pour lire des affiches annonçant d'autres concerts. Moi, je continue à marcher. Après environ 50 mètres, je me tourne pour regarder où il en est. Il est toujours en train de regarder les affiches. À ce moment là, je remarque deux hommes qui s'approchent de lui, l'un par la gauche, l'autre par la droite. Malgré la distance et le mauvais éclairage, je perçois clairement qu'ils s'échangent un regard qui me fait comprendre qu'ils ont l'intention de s'attaquer à mon ami. De toutes mes forces, je crie son prénom plusieurs fois pour l'avertir. Instantanément, les deux hommes partent en courant, chacun de leur côté. Mon ami ne s'est rendu compte de rien, mais je suis certaine que ma sensibilité élevée l'a sauvé de bien des embêtements !

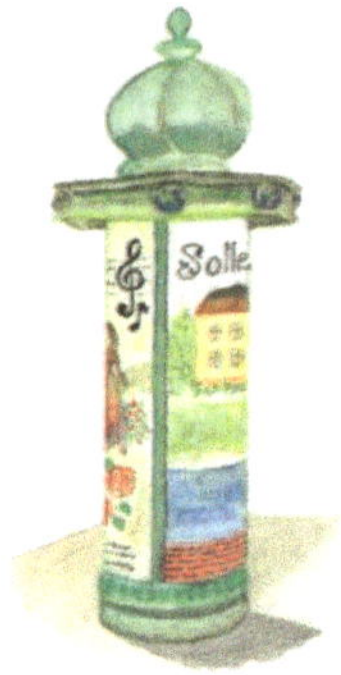

Par contre, dans des situations où il n'est pas question de vie ou de mort, cette perception des subtilités ne nous est pas très utile, mais puise dans notre réservoir d'énergie. Quand on pense à la grande quantité d'informations sensorielles qui nous arrivent par les yeux, et qu'à longueur de journée nous lisons des choses qui ne nous servent à rien mais que nous allons malgré tout gérer dans nos têtes...Quel gaspillage d'énergie !

Notre capacité à remarquer les subtilités offre sans doute une dimension plus riche à notre existence et nous en profitons volontiers. Néanmoins, quand nous sommes stressés ou fatigués, nous ne percevons pas grand chose, que ce soit subtil ou flagrant. Nous n'avons qu'une idée en tête : nous reposer.

La personne hautement sensible...

... **contribue à la survie de l'espèce** : nous avons la capacité de capter les signes subtils et pouvons avertir les autres membres du groupe des risques et dangers, tels que prédateurs ou denrées alimentaires toxiques. Cette faculté nous aide aussi à saisir les opportunités avant les autres.

... **mène une vie plus nuancée** : la majorité des gens sont gais quand il fait beau et tristes quand il fait mauvais. Pour nous, la réalité n'est pas bidimensionnelle, mais consiste en une multitude de nuances et de qualificatifs.

Je n'allume pas les lampes au crépuscule, ce court moment nostalgique pendant lequel la lumière se métamorphose en obscurité en passant par maintes nuances fugaces. Pendant quelques instants, les merles émettent des cris perçants, comme pour exprimer : la journée est finie mais je suis toujours là !

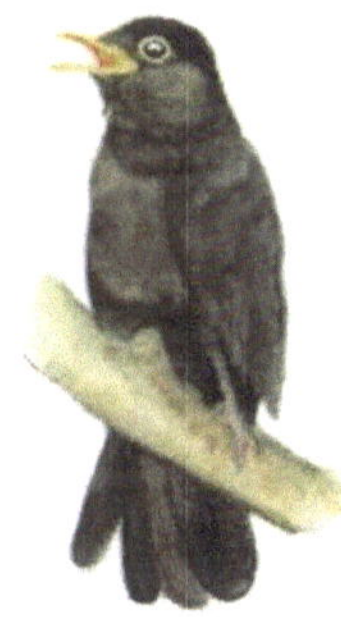

... **a une grande faculté d'adaptation** : nous sommes réceptifs aux stimuli de notre environnement, ce qui nous rend flexibles et capables de rapidement nous ajuster aux conditions du moment. Quand nous sommes en compagnie d'autres gens, nous pouvons même être comme les caméléons et faire ce qu'il faut pour disparaître dans la masse.

... voit les améliorations à faire : nous voyons facilement comment on pourrait s'organiser pour rendre le quotidien plus pratique, éviter des risques ou simplement mieux vivre, que ce soit chez soi, chez les autres, au bureau, en ville, dans le pays, dans le monde... Malheureusement, les « autres » ne voient pas toujours ce qu'ils gagneraient en suivant nos conseils...

... remarque quand quelqu'un n'est pas à l'aise (la lumière semble trop forte, la nourriture n'est pas à son goût, la musique dérange, il manque un coussin dans le dos) et sait quoi faire pour améliorer la situation et la rendre plus confortable.

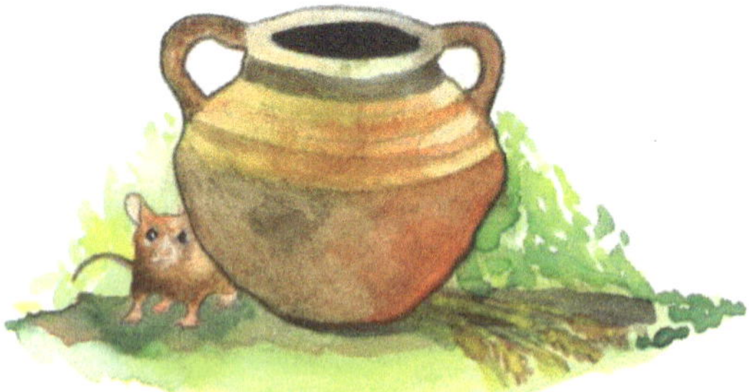

Partie 3

Les recherches

Rien n'est beau que le vrai

L'hypersensibilité, c'est quelque chose de très personnel mais c'est aussi un fait scientifique. Pour vraiment comprendre ce que nous avons toujours senti sans pouvoir mettre un mot dessus ou l'expliquer, il faut aussi regarder le côté scientifique. J'espère vivement que vous allez m'accompagner sur ce chemin. C'est tout à notre avantage d'être un peu au courant des recherches et de pouvoir nous y référer devant le scepticisme éventuel d'un interlocuteur. Vous verrez, les découvertes sont fascinantes. Je m'appuie sur les informations données par Elaine Aron et sur des articles qui sont listés dans la bibliographie à la fin du livre. Je n'ai pas indiqué les sources avec des annotations en bas de page afin de ne pas alourdir le texte.

Le terme savant pour hypersensibilité est *Sensory Processing Sensitivity*[1] ou *SPS.* Il a deux avantages :

- Il est plus adéquat que le mot hypersensibilité, car il contient le mot « traitement » (*processing*), ce qui met l'accent sur l'aspect fondamental de notre tempérament, qui est donc le traitement en profondeur.
- Il nous rappelle que l'hypersensibilité n'est pas une invention ou un caprice, mais qu'elle existe réellement.

---

[1] « Sensibilité dans le traitement de l'information sensorielle »

Pourquoi minoritaires ?

Nous avons vu que les personnes hautement sensibles constituent une minorité d'environ 20 % de la population globale. Ne le prenez pas d'emblée pour un désavantage. C'est justement parce que nous *sommes* minoritaires que nous pouvons avoir du succès et gagner en reproduction ou en survie[1].

En effet, c'est la rareté qui fait notre force ! Si trop de personnes fonctionnaient comme nous, l'hypersensibilité n'aurait plus de sens. Prenons par exemple le fait que nous soyons bien plus réceptifs à notre environnement que la majorité. Nous avons vu que cela nous amène des atouts, comme notre faculté de percevoir les subtilités et faire de meilleures prévisions. Admettons pour une seconde que le groupe des hypersensibles s'agrandissait considérablement. Il y aurait alors beaucoup plus de concurrence pour ces mêmes atouts, qui par conséquent perdraient leur caractère précieux. En effet, la stratégie de sensibilité est un avantage, tant que la plupart des gens ne l'utilisent *pas* : le jour où tout le monde connaît votre raccourci pour éviter la circulation aux heures de pointe, il n'aura plus la valeur d'un raccourci.

---

[1] Dans la biologie évolutive, ce processus s'appelle « sélection fréquence-dépendante négative ».

Alors, soyez rassurés ! L'hypersensibilité, ça marche, car un trait de tempérament qui ne sert pas l'espèce ne peut durer longtemps, et comme nous le savons, l'hypersensibilité existe depuis très longtemps.

Voici mes propres réflexions :

- S'il n'y avait que des « 80 % » il n'y aurait peut-être plus de vie sur cette terre, et s'il n'y avait que des « 20 % » la « progression » n'irait pas aussi vite.
- Il est normal que ceux qui s'exposent aux dangers soient plus nombreux, car ils risquent leur vie et succombent par conséquent en plus grand nombre.

Ceci dit, il serait bien d'essayer de trouver des solutions pour que les « 80 % » et les « 20 % » puissent mieux coexister, avec plus de compréhension et de tolérance mutuelles. Les deux stratégies sont différentes mais se complètent, car l'une ne peut exister sans l'autre. Ne dit-on pas que l'union fait la force ?

Timides non, vigilants oui

Quelques chercheurs en biologie évolutive ont étudié une centaine d'espèces animales pour voir comment les individus d'une même population cohabitent et réagissent à leur environnement. Voici un aperçu d'une étude menée sur la perche soleil (*Lepomis gibbosus*) :

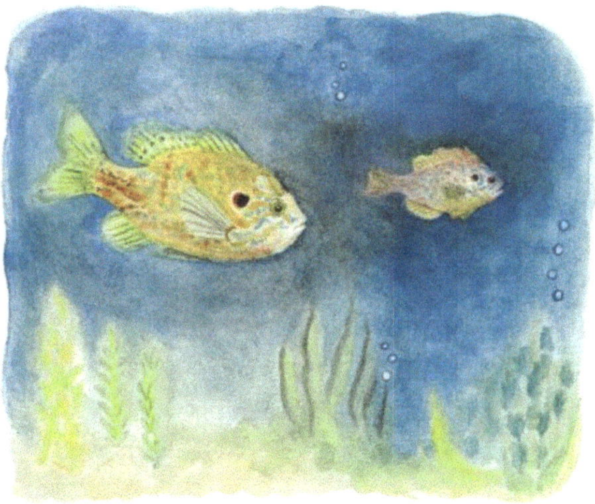

Pendant deux ans, les chercheurs ont fait plusieurs expérimentations avec des centaines de poissons juvéniles placés dans un grand bassin, recréant leur habitat naturel (végétation, nourriture, prédateurs). À l'intérieur de cette population, les scientifiques ont clairement pu distinguer deux types d'individus, qu'ils ont nommés « timides » et « audacieux ». Face à des situations qui sortaient de l'ordinaire, les poissons timides sont devenus vigilants et ont réagi en reculant, tandis que les audacieux n'ont pas reculé et ont cherché à explorer. Voici un petit compte-rendu de l'expérimentation :

- Pour voir comment les poissons allaient réagir à de nouveaux objets, les chercheurs ont introduit des pièges dans l'eau. Malgré le fait que ces pièges ne contenaient pas de nourriture, les poissons audacieux ont voulu s'en approcher, y sont entrés et se sont fait attraper. Les timides par contre, ont voulu éviter les pièges et par conséquent, ne sont pas tombés dedans, littéralement. Alors, pour capturer les timides il a fallu les pêcher avec un filet.
- Les poissons timides n'ont pas approché, ou ils ont carrément fui un observateur humain qui marchait dans le bassin.
- Tandis que les poissons audacieux se sont aventurés dans les eaux profondes, les timides sont restés plus près des bords. Contrairement aux audacieux, les timides se sont aussi tenus plus près de leurs congénères.
- Les poissons timides ont mis plus de temps que les autres à s'acclimater aux nouveaux contextes, tels que des bassins plus petits ou dans le laboratoire. Néanmoins, une fois qu'ils s'étaient habitués à leur environnement ils se sont montrés beaucoup moins inhibés qu'au début.

- Il s'est avéré que les deux types d'individus n'avaient ni les mêmes sortes de parasites sous la peau, ni les mêmes flores intestinales.

La timidité

Vous l'avez certainement deviné, dans un contexte humain, ces dénominations « timides » et « audacieux » pourraient être remplacées par hypersensible et non-hypersensible. Néanmoins, et ceci est *très* important, la timidité n'est *pas* un critère pour l'hypersensibilité. La timidité n'est pas un comportement inné mais acquis. Elle peut être définie comme la peur d'être négativement jugé par les autres (par manque d'estime de soi), ce qui n'est pas très agréable et amène la personne à ne plus souhaiter les contacts sociaux ou à les limiter. Ainsi, notre façon de nous arrêter pour observer et réfléchir avant d'agir (surtout dans des situations non familières) peut être faussement interprétée comme de la timidité par des personnes qui ne connaissent pas le fonctionnement de notre tempérament.

Une question d'hérédité

Quand j'ai compris que j'étais une personne à sensibilité élevée, je me suis demandé si quelqu'un d'autre dans ma famille pouvait l'être aussi. Est-ce que l'hypersensibilité était héréditaire ? Elaine Aron et quelques autres chercheurs supposaient que si, mais rien n'avait été prouvé. Cela ne m'a pas empêché de passer tous les membres de ma famille à la loupe. J'analysais nos similitudes et différences par rapport à l'hypersensibilité pour mieux me situer par rapport à eux. J'ai compris que la sensibilité venait du côté de ma mère. Pourtant, j'avais de la peine à considérer mes observations comme une réalité, tant que la question de l'hérédité n'était pas résolue.

Hypersensibilité dans nos gènes

Depuis, plusieurs chercheurs en génétique ont trouvé qu'en effet, l'hypersensibilité se trouve dans nos gènes. La première étude, faite au Danemark, a montré que les personnes hautement sensibles ont toutes en commun une divergence génétique qui engendre des niveaux de sérotonine[1] plus bas que chez la majorité des gens. Cet écart génétique a ses raisons d'être, et voici lesquelles :

[1] La sérotonine est un neurotransmetteur.

Sérotonine et stratégie de survie

C'est effectivement grâce à ces niveaux plus bas de sérotonine, que nous avons des qualités qui constituent notre trait de tempérament, telles que :

- la perception de subtilités ;
- le traitement approfondi avant d'agir (mode « pause-réflexion ») ;
- la réceptivité aux signaux sociaux et émotionnels ;
- la vigilance et la préférence à éviter les risques.

Sérotonine et désavantages

Des niveaux de sérotonine plus bas nous rendent donc plus réceptifs et réactifs. Ceci est tout à fait en ordre, si nous pouvons évoluer dans un milieu qui n'est pas stressant pour nous. Mais notre société, qui est constituée d'une majorité de personnes non-hypersensibles, n'est pas bien adaptée à notre minorité. En effet, notre seuil de tolérance est déjà très bas, et quand nous sommes stressés nos réserves de sérotonine s'appauvrissent encore et risquent de faiblir à un point où ça devient nuisible pour notre santé. En général, des niveaux plus bas de sérotonine augmentent le risque de dépression (ce que les antidépresseurs ISRS[1] sont censés corriger). Pourtant, aucun participant à l'étude danoise n'était déprimé. En effet, ce ne sont que les personnes hypersensibles ayant

---

[1] Inhibiteur sélectif de la recapture de la sérotonine.

eu une enfance « difficile » (attachement parental insécurisé, événements éprouvants ou traumatisants) ou ayant une vie d'adulte très stressante, qui courent le risque de devenir dépressives, anxieuses ou timides. Nombreuses sont les personnes hautement sensibles qui ont une excellente santé et qui sont comblées. Heureusement d'ailleurs ! Imaginez-vous les conséquences pour l'évolution de notre espèce si la totalité des personnes sensibles était en état de dépression ! Non, pour que cet écart génétique ait un sens, il doit y avoir une raison positive. Et si on enquêtait sur d'éventuels avantages plutôt que sur les désavantages ?

Sérotonine et avantages

En effet, il s'avère que cette variation génétique, en combinaison avec le traitement approfondi et la réactivité émotionnelle, nous avantage par rapport à la moyenne des gens. Cela nous donne :

- une meilleure mémoire d'apprentissage ;
- une meilleure prise de décisions (la faculté de réfléchir à fond avant d'agir ou de faire un choix difficile) ;
- une meilleure santé mentale (la capacité de mieux bénéficier des circonstances positives)[1].

---

[1] *Vantage Sensitivity* ou « sensibilité avantageuse ».

Sérotonine et les singes rhésus

Mis à part l'être humain, les singes rhésus (*Macaca mulatta*) sont les seuls primates connus pour avoir ce même écart génétique, c'est-à-dire des niveaux de sérotonine plus bas chez les individus sensibles. Tout comme l'être humain, les singes rhésus sont sociaux et capables de s'adapter à des contextes variés. Il s'avère aussi que les jeunes singes (tout comme les jeunes humains) « hypersensibles » tendent à être plus précoces que les « non-hypersensibles » dans leur développement, à mieux résister au stress et à devenir des meneurs de leur groupe, mais *à une condition* : qu'ils soient élevés par des mères compétentes, qui leur offrent une relation d'attachement sécurisante.

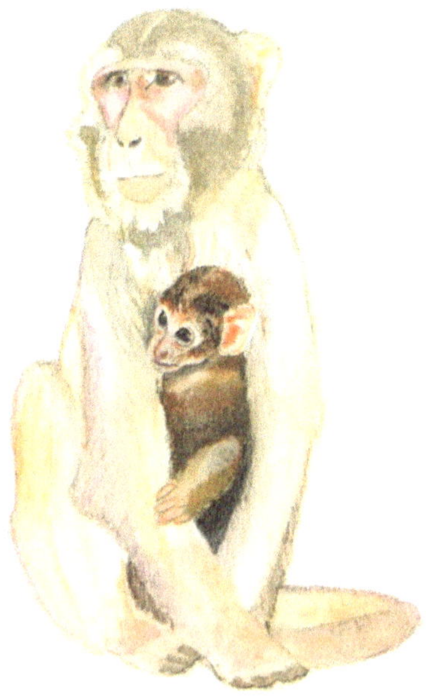

Hypersensibilité et milieu

Chaque être est bien entendu conditionné par l'interaction de son bagage génétique et de son milieu. Aucun individu n'est insensible au monde qui l'entoure – chacun réagit différemment aux circonstances de la vie, quelles soient négatives ou positives. Nous savons toutefois, que la personne à sensibilité élevée y est particulièrement réceptive. Ceci n'est pas étonnant, puisque nous traitons toutes nos expériences sociales et émotionnelles d'une façon beaucoup plus profonde... pour le pire et pour le meilleur...

Pour le pire...

Des recherches ont démontré que la personne hypersensible a une caractéristique génétique qui la rend plus vulnérable qu'une personne non-hypersensible face aux mêmes influences *négatives*[1]. C'est pour cette raison que nous avons longtemps été considérés comme fragiles, faibles, délicats, douillets... des étiquettes qui nous collent à la peau comme autant de tatouages. Cependant, aucune étude n'a porté sur notre façon de réagir face à des expériences *positives*. Les chercheurs ont tout simplement pris pour acquis qu'il n'y avait pas de différence entre la personne hypersensible et non-hypersensible et

[1] Modèle diathèse-stress

que nous réussissions « aussi bien » qu'eux dans des environnements positifs.

... et pour le meilleur

Cette lacune a été comblée en 2009, quand quelques chercheurs ont trouvé que la personne à sensibilité élevée était *avantagée* par rapport aux autres[1]. Il s'est avéré que nous faisons non seulement *aussi bien* que les autres dans le cas de contextes positifs, mais qu'en fait, nous faisons *mieux* ! En effet, des recherches ont mis en évidence que la personne hypersensible bénéficie bien *plus* des circonstances positives (ou tout simplement sans adversités) que la personne non-hypersensible.

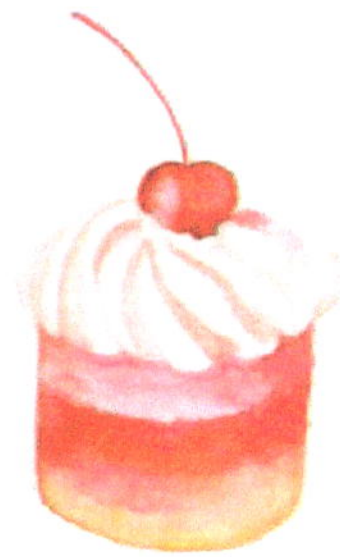

C'est en 2013 qu'arrive la cerise sur le gâteau, quand ces mêmes chercheurs introduisent le concept de *Vantage Sensitivity* (sensibilité avantageuse). Depuis ce temps-là, un grand nombre d'études se sont concentrées sur l'aspect « pour le meilleur » de la sensibilité. Le terme de *Vantage Sensitivity* a été choisi pour illustrer un avantage *continu*, comme avoir une plus grande satisfaction de la vie en général, tirer un meilleur profit d'une psychothérapie ainsi que d'un soutien parental, académique ou professionnel. Cette satisfaction va au-delà d'un avantage *ponctuel*, comme gagner à la loterie ou vivre dans une belle maison. Ceci dit, peu importe la qualité de nos

[1] Susceptibilité différentielle

expériences et de notre environnement, nous sommes plus affectés que la moyenne des gens, pas seulement par les influences négatives mais aussi positives. C'est donc grâce à notre sensibilité que nous pouvons bénéficier plus que les autres des circonstances positives. Nous ne sommes pas des êtres vulnérables, mais souples ! N'est-ce pas formidable ?

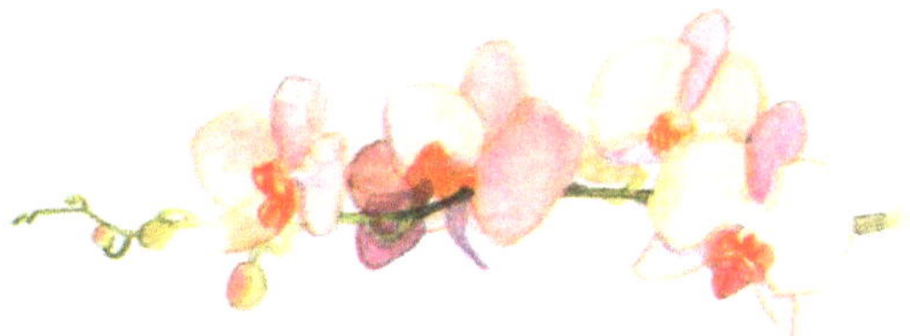

En effet, la personne hypersensible pourrait être comparée à une orchidée : si on nous offre de bonnes conditions de vie, avec des substances nutritives adéquates, une température ajustée et pourquoi pas une serre pour éviter le soleil direct et obtenir une humidité appropriée, nous saurons donner des fleurs magnifiques.

Par conséquent, il est très important pour nous de bien respecter notre sensibilité par rapport à notre environnement. Nous devons veiller à chercher des milieux qui nous nourrissent et à fréquenter des gens bienveillants, authentiques et enrichissants, qui nous stimulent en bien. Il faut à tout prix éviter les situations ou les relations négatives ou destructives, qui drainent notre énergie et qui nous font du tort.

Hypersensibilité et cerveau

Est-ce que la personne hypersensible utilise son cerveau différemment de la moyenne des gens ? La réponse est oui. Globalement, le cerveau hypersensible s'active *plus* que le cerveau non-hypersensible – voilà ce fameux traitement en profondeur. Cela ne veut pas dire que nous sommes des génies, mais il s'avère que nous réfléchissons plus souvent et plus méticuleusement, et que nous nous appliquons plus que les autres pour trouver des solutions.

Pour arriver à ces constatations, Elaine Aron et ses collègues (dont son mari) ont utilisé la technique d'IRMf (imagerie par résonance magnétique fonctionnelle). Voici un résumé de deux études, dont les résultats ont été publiés en 2010 et 2014. Ces recherches avaient pour but d'étudier les réactions dans le cerveau face à des *stimuli visuels* d'une part et des *émotions* d'autre part.

Le déroulement

Le choix de participants a été strict. Ils ont dû satisfaire à des exigences précises en ce qui concernait leur état de santé, vision, âge, sexe, etc. Ils ont aussi rempli plusieurs questionnaires, dont le *27-item HSP Scale*[1] qui est deve-

[1] Ce questionnaire, qui a été créé par Elaine Aron au milieu des années 1990, est une version plus élaborée du test *Are you Highly Sensitive ?*

nu un instrument standard parmi les scientifiques pour établir le niveau d'hypersensibilité, ou *SPS*, d'un individu.

Ensuite, les participants ont été installés dans des machines IRM, où ils ont dû retrouver des différences entre des scènes de paysages (Étude 1) et regarder des expressions faciales (Étude 2).

Selon la tâche à effectuer, différentes régions du cerveau s'activent et leur consommation en oxygène augmente. Puisque l'oxygène se trouve dans le sang, il y aura une augmentation de flux sanguin oxygéné vers ces régions en manque. Ceci va créer des différences de propriétés magnétiques entre le sang riche en oxygène (les zones qui travaillent) et le sang pauvre en oxygène (les zones qui sont en repos). En enregistrant ces variations, les chercheurs ont pu :

- voir *quelles* zones du cerveau se sont activées ;
- mesurer le *degré d'activation* de chaque zone ;
- *comparer les résultats* entre les participants hypersensibles et non-hypersensibles.

Étant donné que l'utilisation de la technique IRM est très coûteuse, le nombre de participants a été limité à dix-huit par étude. Malgré la petite taille de l'échantillon, les résultats ont été particulièrement parlants. En plus, une année après chaque étude, la plupart de participants ont refait les mêmes tests. Les résultats ont alors été identiques à ceux de l'année précédente, ce qui constitue un fait essentiel pour établir la fiabilité scientifique.

Étude 1 : Comparer des images

Réflexion à fond et sens du détail

Cette étude avait pour but d'observer comment le cerveau réagissait pendant que les participants essayaient de trouver des différences entre des paysages en photo. Dès que les participants détectaient une différence (ou l'absence de différence) dans la deuxième scène par rapport à la première, ils devaient appuyer sur le bouton correspondant. La différence pouvait être majeure, mineure ou nulle. Les photos pouvaient être montrées rapidement ou lentement.

Étude 1 : Résultats

Traitement de haut niveau

C'est grâce au traitement de haut niveau dans le cerveau que l'être humain peut assembler les choses pour non seulement reconnaître la *forme* mais aussi son *contenu* : on peut *voir* un visage et comprendre qu'il s'agit d'un visage (bas niveau), mais on peut aussi voir un visage et comprendre à qui *appartient* ce visage (haut niveau). Contrairement aux participants non-hypersensibles, le cerveau chez les individus hypersensibles s'est surtout activé dans les régions qui sont en rapport avec le traitement de « haut niveau ». Ces résultats confirment alors que la personne hypersensible :

- réfléchit plus en profondeur ;
- analyse les problèmes dans leur globalité ;
- sait comment utiliser les informations sensorielles.

Perception visuelle

Tous les participants ont obtenu à peu près les mêmes résultats. Mais, le but de l'étude n'était pas de trouver un vainqueur. L'intérêt a été de constater que le cerveau des participants hypersensibles avait incontestablement travaillé plus, que ce soit dans le cas de différences majeures que mineures, mais *surtout* en ce qui concerne les différences subtiles. Ils ont aussi mis plus de temps avant de donner leur réponse. Ces résultats mettent en évidence que la personne à sensibilité élevée :

- porte une grande attention aux détails ;
- s'arrête dans des situations non-familières pour observer et réfléchir avant d'agir.

Étude 2 : Expressions faciales

Empathie et émotivité

Nous avons vu que la personne hypersensible est très réceptive aux états d'âme d'autrui, qu'elle peut avoir une forte empathie et de la compassion. Le but de cette étude-ci a été de chercher des preuves neurologiques de ces théories, en examinant ce qui se passe dans notre cerveau quand nous sommes confrontés à des émotions. À l'aide de l'IRM, les chercheurs ont pu mesurer les activités cérébrales pendant que les participants regardaient des photos de leur être aimé (tous les participants devaient être fraîchement mariés) ou d'un inconnu, ayant l'air triste, souriant ou neutre. Les participants ont aussi dû indiquer leur sentiment (joie, contentement, tristesse, etc.) par rapport à chaque photo, en appuyant sur des boutons correspondant.

Étude 2 : Résultats

Fortes réactions émotionnelles

Cette étude a bien démontré que la personne hautement sensible n'est vraiment pas indifférente d'autrui, même quand elle est allongée dans un tube de scanner serré ! En effet, nous avons une grande faculté d'intégrer les sentiments et les besoins des autres, car nous pouvons nous imaginer ce que nous aurions ressenti dans une situation similaire.

En effet, le cerveau des sensibles s'est activé :

- *plus* que celui des non-sensibles devant chaque photo, indépendamment de la personne et de l'expression de son visage ;
- *fortement* devant une photo de leur partenaire, triste ou souriant ;
- *très fortement* devant une photo de leur partenaire souriant (stimulation positive) ;
- avec *compassion* (envie d'intervenir pour aider) quand ils ont vu le visage triste de leur partenaire.

Dans cette deuxième étude, les chercheurs ont fait deux découvertes particulièrement intéressantes : les participants sensibles ont eu beaucoup plus d'activation dans l'insula et dans les zones des neurones miroirs que les autres :

- ***L'insula***, qui est impliquée dans l'empathie, est le siège de la conscience de soi et des interactions sociales. C'est l'insula qui rend la personne hypersensible si consciente de ce qui se passe autour d'elle et à l'intérieur d'elle, à chaque instant ;
- ***Les neurones miroirs*** sont impliqués dans la communication avec autrui. Ce sont eux qui font que la personne à sensibilité élevée a tendance à pouvoir « lire dans les pensées » de l'autre et sentir ce qu'il faut faire pour augmenter le confort de quelqu'un.

Hypersensibilité et cultures

Les cultures occidentales et orientales

L'hypersensibilité concerne tous les peuples dans le monde. Par contre, elle n'est pas perçue de la même manière partout. En effet, dans les cultures orientales, la sensibilité est plus valorisée que dans les cultures d'Occident. Une étude basée sur des écoliers chinois et canadiens montre, qu'au Canada, les enfants sensibles sont parmi les *moins* appréciés et respectés tandis qu'en Chine, ils sont parmi les *plus* appréciés et respectés. Cette différence d'attitude est peut-être due au fait qu'il y a effectivement un peu plus de bébés sensibles qui naissent en Orient qu'en Occident.

Masculin et féminin

Peu importe la culture, autant de filles que de garçons naissent hautement sensibles. Pourtant, malgré le fait qu'ils partagent un même tempérament (les quatre piliers), les comportements qui en découlent ne sont pas toujours identiques. Dans notre société, il est plus facile pour une fille d'exprimer toute une panoplie d'émotions, tandis qu'un garçon, sensible ou pas, apprend très tôt à refouler toutes ses émotions, sauf la colère. Dans notre culture, c'est comme un handicap d'être un garçon sensible puisque la sensibilité est associée à la féminité. Par conséquent, les hommes sensibles sont souvent pris à tort pour des homosexuels, bien que d'après les études, il n'y a pas plus d'homosexuels au sein du groupe des hypersensibles qu'ailleurs. Alors, pour mieux réussir, se faire accepter et aimer, le garçon sensible s'efforce en général de vivre selon les idéaux de la société. Ce faisant, il fait violence à sa vraie nature et risque d'en subir des conséquences pour sa santé morale et physique. Il essaie d'adopter des attitudes que la culture occidentale (ainsi que beaucoup de femmes) favorise. Il apprend vite à ne plus pleurer ; il se bagarre, se montre impulsif, audacieux et agressif ; il joue au hockey ou au football avec ses copains… En grandissant, il se sent obligé de développer ses muscles et sa virilité. Cependant, tout ceci n'est pas toujours facile pour le garçon sensible, qui est non violent et n'aime ni les bagarres, ni les confrontations. Quand il ne saura pas bien se défendre on le traitera de lavette. D'ailleurs, il est souvent victime de harcèlement. En général, il n'aime pas non plus les compétitions (à moins qu'il ait des chances réelles de gagner), et préfère des jeux plutôt tranquilles. Nombreux sont les parents (et surtout les pères) qui ne comprennent pas, ou qui ne supportent pas, le côté sensible de leur fils : « Sois un homme ! La sensibilité, c'est pour les filles ! »

Fluctuations de sensibilité avec le temps

Cependant, les valeurs d'une société peuvent fluctuer avec le temps. Au 18e siècle par exemple, en tout cas dans « la haute société », la sensibilité était mise sur un piédestal. On s'attendait à ce que l'individu montre ses émotions. Les hommes étaient censés manifester leur côté « féminin », et verser des larmes de joie ou de tristesse en public. Cela aurait même paru bizarre de les voir s'esquiver pour pleurer. Ils avaient aussi pour habitude de se baiser la main, de se prendre dans les bras et se dire « je t'aime » en signe de tendresse. C'était tout à fait normal de voir les hommes faire de la broderie, tenir leur journal intime ou s'habiller en rose (ce n'est que dans les années 1940 que le rose devient une couleur destinée aux filles).

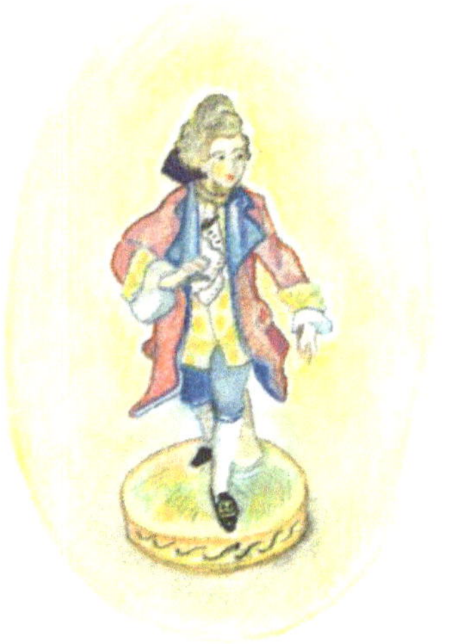

Par contre, avec l'industrialisation au 19e siècle, ce sont des valeurs comme la dureté, la froideur, la sévérité et l'avidité qui se mirent à primer. Les hommes n'avaient plus du tout intérêt à montrer leur sensibilité, sauf les intellectuels et les artistes, pour qui une « vulnérabilité nerveuse » ou « un corps et une âme sensibles » étaient étroitement liés à la créativité.

Hypersensibilité et intelligence

Une question récurrente est : « Est-ce que la personne hypersensible est plus intelligente que les autres ? »

Si l'intelligence se restreint à un quotient intellectuel (QI) plus élevé que la moyenne, la réponse est non. Il est vrai qu'un certain nombre de personnes à sensibilité élevée ont aussi un QI élevé, mais pas toutes, puisque les « surdoués » ou « haut potentiel intellectuel » (HPI) ne constituent que 2 à 5 % de la population globale, tandis que les hypersensibles en représentent 20.

La littérature francophone sur les surdoués que j'ai étudiée prétend que tous les surdoués sont également hypersensibles. Les auteurs vont jusqu'à affirmer que l'hypersensibilité *contribue* à la surdouance. Dans ces ouvrages, la sensibilité est essentiellement définie comme une sensibilité sensorielle (hyperesthésie) et une hyperémotivité, mais il n'est pas question de son fonctionnement de base : le traitement approfondi. Il n'y apparaît aucune mention aux recherches d'Elaine Aron et de ses collègues. Jusqu'à ce jour, en 2016, les sources francophones donnent l'impression de ne pas savoir que la haute sensibilité n'est pas le privilège des surdoués, mais un trait de tempérament qui se trouve donc chez

20 % de la population globale et probablement chez toutes les espèces animales. Puisque ces livres ne font pas de distinction claire entre hypersensibilité et surdouance, le risque est que des lecteurs qui se reconnaissent dans les descriptions de l'hypersensibilité prennent pour acquis qu'ils sont aussi surdoués ou HPI, sans avoir passé de test de QI, et que les lecteurs qui ont effectivement un QI plus élevé pensent qu'ils sont les seuls au monde à être hautement sensibles.

Un test de QI se limite à évaluer notre capacité à raisonner logiquement. Mais, le QI n'est pas le seul critère de l'intelligence. Aujourd'hui, la plupart des chercheurs défendent l'idée qu'il y a plusieurs sortes d'intelligence, même si on ne peut pas les mesurer. Si cela est vrai, l'hypersensibilité est *certainement* une forme d'intelligence : notre capacité d'empathie, notre aptitude à trouver des solutions créatives, à utiliser notre intuition, à percevoir des subtilités et effectuer le traitement en profondeur, notre détermination à vouloir faire une différence dans ce monde…

Mais un individu non-hypersensible est aussi doté d'une forme particulière d'intelligence : sa capacité à prendre des décisions rapides, à ne pas se laisser distraire par des facteurs extérieurs ou décourager par un échec… Ce sont aussi de belles qualités.

Que nous soyons surdoués, sensibles ou non-sensibles, nous avons *tous* notre propre forme d'intelligence !

Partie 4

Comment l'hypersensibilité influence notre vie

Notre quotidien

En lisant les pages qui suivent, il faut que vous vous rappeliez que l'hypersensibilité n'est pas un problème en soi, mais un trait de tempérament plein de qualités qui nous apporte des avantages indéniables. Et pourtant, parfois, notre sensibilité nous complique la vie.

Nombreuses sont les personnes sensibles qui pensent qu'elles doivent fonctionner comme la majorité des gens et qui essayent de vivre comme eux. Mais à la longue, ceci n'est pas possible – c'est comme vouloir rentrer une cheville carrée dans un trou rond. Les « 20 % » ne *peuvent* pas vivre comme les « 80 % » (et les « 80 % » ne peuvent certainement pas vivre comme les « 20 % ») ! La personne sensible doit trouver *sa* façon de vivre en accord avec *son* tempérament. Bien évidemment, cela n'est pas évident dans un monde qui ne privilégie pas la sensibilité. Néanmoins, je suis certaine qu'il y a une place pour chacun de nous et en la cherchant bien, nous la trouverons, même si cela peut prendre du temps (les personnes sensibles ont tendance à « prospérer » un peu tardivement).

Pour ce faire, il peut être utile de comprendre les difficultés que peuvent nous créer notre contexte social et environnemental. Mon intention ici n'est autre que d'illustrer brièvement comment notre sensibilité influence tous les aspects de notre vie, et les questions que cela peut soulever. Malheureusement, je n'ai pas de solutions miracles à vous proposer, tout au plus quelques suggestions ici et là. Mais, le simple fait d'aborder le sujet peut nous aider à y voir plus clair et à trouver nous-mêmes les solutions qui nous conviennent le mieux.

Chaque aspect de notre quotidien mériterait un livre entier, mais ces quelques pages vont au moins vous informer pour vous mettre sur la voie... la vôtre !

L'enfance

Du tout-petit à l'adolescent

Tôt ou tard, l'enfant hautement sensible se rend compte qu'il est « différent », et c'est une réaction compréhensible, car il *est* différent.

Il se peut que cette différence soit acceptée ou même bien accueillie par les parents. L'enfant grandit alors dans un environnement nourrissant avec des parents bienveillants. Ils se sont familiarisés avec l'hypersensibilité et transmettent une image positive de son trait de tempérament (Elaine Aron dit qu'élever un enfant hypersensible, c'est comme étalonner un instrument délicat). Quand il rencontre des difficultés dans certaines situations, parce qu'il est sur-stimulé ou stressé, les parents sauront lui en expliquer le pourquoi et l'aideront. Ainsi, l'enfant n'aura pas besoin de croire qu'il a un défaut ou qu'il est « anormal ». Devenu adulte, il sera très probablement plus heureux et en meilleur santé que la moyenne des gens.

Mais cette différence peut également ne *pas* être acceptée ou bien comprise par les parents. Les parents peuvent eux-mêmes être hautement sensibles (parfois sans le savoir), et se sentir submergés ou stressés. L'enfant grandit alors dans un environnement défavorable ou même nocif pour son développement, ce qui va l'affecter négativement. Il n'y a personne pour lui expliquer ce qu'est l'hypersensibilité, et il s'imagine qu'il est anormal ou bizarre. En grandissant, il risque de devenir dépressif, anxieux ou timide.

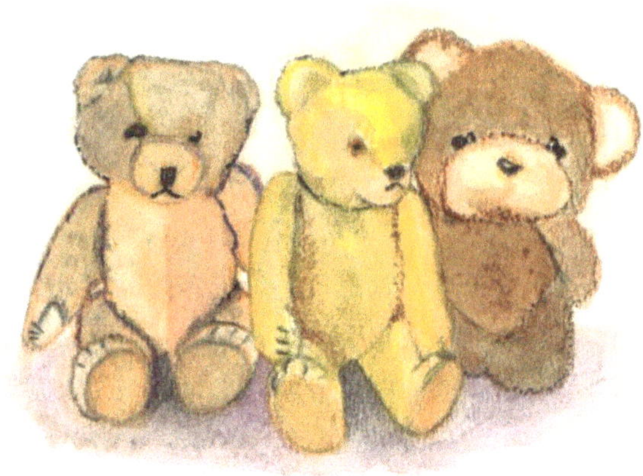

Le tout-petit

Pour un parent attentif, l'hypersensibilité est vite reconnaissable. Le bébé est souvent « chichiteux » et réagit à tout ; il remarque le moindre nouveau goût, odeurs ou changements de température ; il sursaute à cause de bruits soudains et pleure quand il est ébloui par une forte lumière. Il a un grand besoin de sécurité et d'amour mais aussi de calme. Quand je vois des tout-petits qui sont trimballés dans les magasins, les cafés, les aéroports, les parcs d'attraction ou même les concerts de rock en plein air, et qui crient à pleins poumons, je souffre pour eux : et si c'était des bébés hautement sensibles avec un système nerveux submergé par tout ce que les parents leur font subir ? Au secours !

L'enfant

L'enfant hautement sensible n'aime ni les habits mouillés, ni les textiles ou les étiquettes qui grattent ou qui piquent. Il peut aussi faire des fixations sur des choses qui peuvent paraître insignifiantes, comme des chaussures mal lacées ou un vêtement qui serre quelque part.

À ce propos, il serait mieux de prendre ses plaintes au sérieux plutôt que de lui dire qu'il se fait des idées ou de croire qu'il veut nous embêter. Certains parents ou psychologues veulent « dompter » cette sensibilité, en exposant graduellement l'enfant à ce qui le dérange. Cela me semble une méthode dangereuse, car elle fait violence au système nerveux du petit.

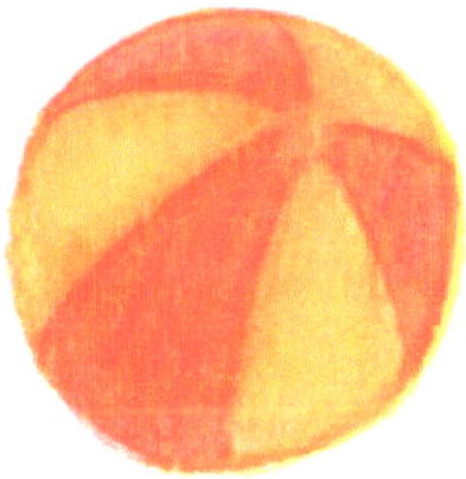

En général, il n'aime pas les colonies de vacances, les fêtes d'anniversaire qui durent trop longtemps, les films d'horreur ou les jeux d'action, ni les conflits ou l'agressivité. Il est gentil, honnête et droit ; l'injustice, la cruauté et l'irresponsabilité peuvent le bouleverser, et, en grandissant, il fait preuve d'une véritable empathie et de compassion pour ses copains, les animaux, l'environnement et d'un grand besoin de justice sociale.

L'adolescent

L'hypersensibilité, c'est pour la vie, et il parait qu'elle croît avec l'âge. Mais il y a apparemment une période où l'hypersensibilité est au plus bas : l'adolescence. Les ados hautement sensibles sont souvent moins dérangés par les bruits et n'ont pas de mal à jongler avec plusieurs choses en même temps. En général, ils sont aussi plus matures et ont une sagesse inhabituelle pour leur âge (beaucoup préfèrent la compagnie d'adultes), et si leur contexte familial est favorable, ils vont certainement rester « sur le bon chemin ».

À l'école

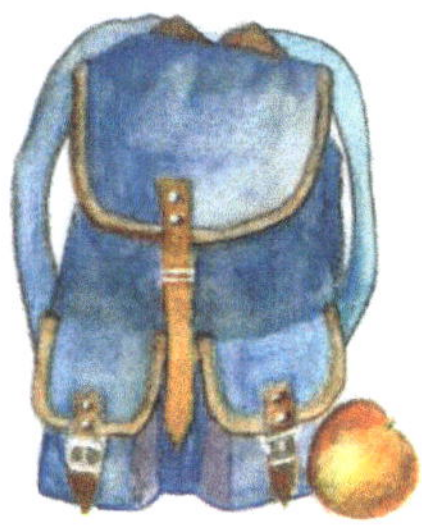

Du point de vue intellectuel, il n'y a pas de raison que les écoliers hypersensibles ne réussissent pas leur scolarité (au cas où vous vous poseriez la question). Par contre, si leur école ressemble à une usine où tous les élèves doivent rentrer dans un même moule, l'élève hypersensible aura certainement des difficultés à s'intégrer. Ses années d'école risquent alors de devenir un mauvais souvenir pour lui.

Mais, les enseignants non plus n'ont certainement pas la vie facile ! En plus de l'enseignement, ils doivent « gérer » une multitude de tempéraments et de personnalités, venant de milieux culturels très variés, avec ou sans un attachement parental sécurisant. Dans leur classe, il peut y avoir des enfants dans « la norme », ou ayant un trouble du déficit de l'attention avec ou sans hyperactivité, ou hypersensibles et/ou surdoués… Alors, pour éviter des malentendus ou des réactions inadaptées, ce serait formidable que les enseignants soient au courant de ces particularités, qui sont parfois difficiles à déceler ou à différencier.

Voici quelques indicateurs assez typiques d'un élève hypersensible. Un problème majeur est le fait qu'il atteindra plus vite son seuil de tolérance. Un écolier avec un système nerveux sensible sera sur-stimulé et se fatiguera tout simplement plus vite que les autres. L'idéal serait alors que l'école ait une pièce tranquille, où l'enfant pourrait se retirer pour se reposer ou faire une activité plus calme (puzzle, lego, lecture) dans le silence. Comme l'école peut être un milieu très stimulant pour n'importe qui, l'élève sensible ne sera probablement pas le seul à vouloir se réfugier dans une telle pièce.

En général, l'élève hypersensible est :

- observateur, réfléchi et consciencieux ;
- éveillé et curieux ;
- créatif et vite lassé s'il n'est pas assez stimulé ;
- rapide pour comprendre ce que l'enseignant veut ;
- doté d'un grand besoin de planifier et conscient des délais ;

- chamboulé par des changements d'enseignants ou de routines ;
- stimulé en bien par les encouragements et compliments ;
- vite blessé par des corrections, réprimandes ou critiques (il comprend par lui-même sans qu'on ait à lever la voix ou à utiliser des mots durs et se sentira vite gêné ou humilié).

En général, l'élève hypersensible qui :

- ne rentre pas dans la salle de classe tout de suite (surtout le premier jour d'école), n'est pas forcément peureux, anxieux ou timide, mais tout simplement en phase de « pause-réflexion ». Cela veut dire qu'il veut observer la situation et réfléchir dessus avant de passer à l'action ;
- ne veut pas sortir jouer dans la cour de récré est en mode « pause-réflexion » ou sur-stimulé. Il aura besoin de calme plus que d'autre chose.
- rêvasse ou regarde par la fenêtre s'ennuie, parce qu'il n'est pas assez stimulé ou ne s'intéresse pas assez au sujet, ou qu'il n'arrive plus à absorber parce qu'il est arrivé à son seuil de tolérance ;
- ne reste pas tranquille n'est pas forcément un enfant « hyperactif », mais un enfant hypersensible sur-stimulé.

Il n'aura pas besoin d'avertissements ou de corrections, mais de pauses plus fréquentes[1] ;

- rechigne pendant les cours de gym, *souffre* de l'excitation générale qui règne dans la salle, avec des cris et des bruits soudains, ainsi que des odeurs désagréables ;
- n'aime pas parler ou faire un exposé devant la classe sans qu'il n'ait eu les encouragements ou le temps nécessaires pour s'y préparer n'est pas nécessairement timide ou anxieux pour autant ;
- fait une moins bonne prestation que d'habitude (même s'il est bien préparé) n'y peut rien – cette réaction est typique pour la personne hypersensible quand elle se sent observée ou doit accomplir des tâches chronométrées.

---

[1] Contrairement à un individu « hyperactif « (TDA/H), quelqu'un d'hypersensible n'aura pas de difficultés à rester concentré sur un sujet qui l'intéresse. Une fois que la personne hypersensible sur-stimulée aura pu se reposer pour calmer son système nerveux, elle ne se comportera plus comme quelqu'un « d'hyperactif ».

La santé

Avant de lire ce passage sur la santé, il est important de se rappeler (encore une fois) que l'hypersensibilité n'est pas une maladie ou une insuffisance, mais *un trait de tempérament neutre*, qui ne cause pas de problèmes en tant que tel. Aussi longtemps que la personne hypersensible peut vivre sans un stress continu tout en respectant sa façon de fonctionner, elle n'aura pas de soucis, au contraire. Cependant, la plupart d'entre nous n'avons pas cette possibilité, mais évoluons dans une société conçue pour une majorité qui n'a pas le même fonctionnement ou les mêmes besoins que nous.

L'utilité des connaissances

J'ai demandé à plusieurs médecins, psychothérapeutes et psychologues en Suisse et en Suède s'ils avaient entendu parler de l'hypersensibilité. Quelques unes des réponses que j'ai reçues ont été plutôt décourageantes :

- « L'hypersensibilité ? Moi, je sépare le physique du psychique, mais si vous voulez, je peux vous recommander un psychiatre. »
- « Mais Madame, *tout le monde* est sensible ! »
- « D'où tenez-vous ces théories ? »
- « L'hypersensibilité, c'est une mode. Ça va passer. »

La santé physique

Notre corps – signaux et symptômes

Prenons soin de notre corps, car il est sensible. Mettez-moi un petit pois sous mon matelas (ou un grain de sable dans ma chaussure) et je le sentirai ! La moindre pression me laisse un bleu, et à chaque prise de sang j'ai une marque rouge qui persiste. Je découpe les étiquettes des vêtements et je retourne mes chaussettes…

La personne hypersensible est en général très à l'écoute des signaux et des symptômes de son corps – ceci peut prendre la forme de deux scénarios possibles :

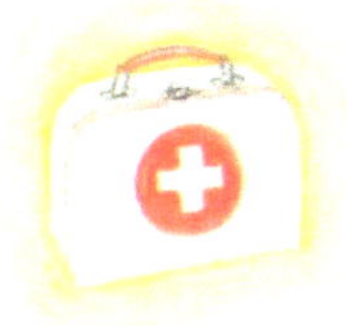

- Nous nous imaginons que ces signaux sont dus à une maladie (parfois catastrophique, bien qu'imaginaire), ce qui peut causer beaucoup de stress et d'anxiété inutiles… et provoquer de nouveaux signaux corporels. Voilà que nous sommes convaincus qu'une visite médicale s'impose. Fausse alerte ! Tant mieux ! C'était seulement notre côté un peu hypocondriaque !
- Par contre (et heureusement) nous avons aussi tendance à écouter notre voix intérieure, qui parfois insiste sur le fait que quelque chose ne va pas. Alors, après réflexion nous retournons chez le médecin (parfois plusieurs fois), et il ne peut finalement que constater les faits. Du coup, nous ne sommes pas forcément hypocondriaques, mais avons tout simplement une intuition bien développée !

Le milieu hospitalier

La personne à sensibilité élevée se sent facilement surstimulée et stressée par cet environnement stérile qu'est le milieu hospitalier : les odeurs bizarres, le personnel pressé, les patients angoissés, ainsi que sa propre situation, peut-être inquiétante, avec probablement des mauvais souvenirs en plus.

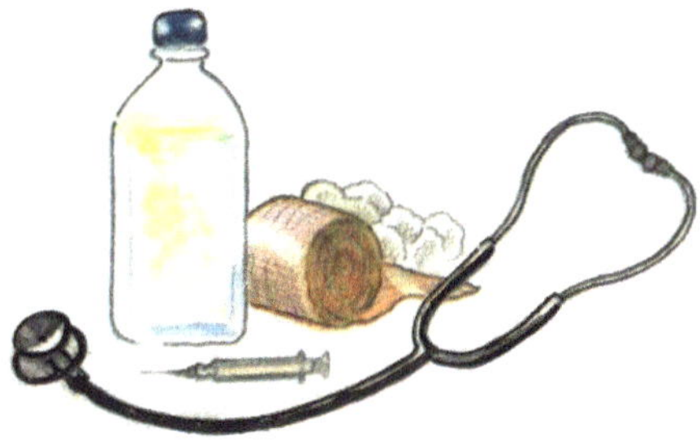

Le contact avec le corps médical n'est pas toujours simple. Ce sont des gens souvent pressés et qui ne nous accordent pas forcément l'attention ou l'écoute dont nous aurions besoin. En plus, ils ne peuvent pas toujours comprendre (ou accepter) notre anxiété d'hypersensible face à une situation qui peut leur sembler banale.

Suggestion : une visite chez le médecin, ça se prépare. Notez toutes vos questions pour ne pas en oublier, au cas où vous vous sentiriez accablé, et ne vous gênez pas pour prendre des notes. C'est de votre personne dont il s'agit. Quand je dois rencontrer un médecin pour la première fois, je me fais souvent accompagner par mon mari. Sa simple présence me rassure et m'encourage à insister sur les choses que je n'ai pas comprises.

La douleur

La personne hypersensible est en général plus sensible à la douleur que la moyenne des gens. Chacun doit apprendre à connaître son propre seuil de tolérance. Néanmoins, dans la pratique, nous sommes nombreux à avoir appris à bien supporter la douleur (et à souffrir en silence) pour ne pas paraître douillets.

Suggestion : quand nous nous focalisons sur des choses qui occupent notre esprit, la douleur diminue parce que notre cerveau fait travailler d'autres régions que celles associées à la douleur. Par exemple, quand je suis occupée à écrire, mes douleurs musculaires chroniques ne me donnent plus aucun signe de vie !

Les médicaments

La personne hautement sensible réagit plus fortement aux médicaments que la moyenne des gens, mais cette sensibilité varie d'une personne à l'autre (ceci est aussi valable pour les produits chimiques, comme les détergents). Il ne faut pas non plus sous-estimer les remèdes naturels, qui peuvent fortement nous affecter s'ils sont pris en trop grandes doses. Nous devons aussi faire particulièrement attention à ne pas prendre trop de médicaments simultanément. En général, nous n'avons pas besoin d'aussi fortes doses que les autres et nous sommes très sensibles aux effets secondaires.

Un ami hypersensible a dû se faire opérer, mais n'a pas informé son anesthésiste de sa sensibilité, par crainte de se rendre ridicule. Après l'opération, il est resté 24 heures en salle de réveil, car il était impossible à réveiller ! Une fois monté dans sa chambre, il s'est mis à vomir... »

Suggestion : dites à votre médecin ou au corps médical que vous êtes sensible aux médicaments. Demandez la plus faible dose appropriée pour commencer, et veillez à ne pas être sur-stimulé au moment où vous la prenez. Il peut aussi être plus facile de prendre un médicament sous forme de pilule que de liquide.

La faim

La personne hypersensible ressent plus facilement la faim que la moyenne des gens. Nous avons besoin de manger des portions plutôt petites mais plus souvent. Quand nous avons faim, il nous arrive d'avoir des changements d'humeur, ce qui peut devenir désagréable pour notre entourage. Durant des périodes de stress, nous avons un besoin accru d'éléments nutritifs.

Suggestion : veillez à toujours avoir sous la main des choses saines à grignoter, comme des fruits frais ou secs, des amandes, des noix ou un morceau de chocolat (noir de préférence) pour éviter l'effondrement.

La sur-stimulation et le stress

Il est vrai qu'un certain stress peut être très stimulant et positif. Le stress est aussi là pour nous aider à survivre, car pendant ce court moment de peur à cause d'une menace, notre corps se prépare à fuir ou à se battre. Dans des circonstances normales, nous pouvons nous reposer entre deux, pour retrouver notre calme et éviter que le stress évolue en stress chronique, néfaste pour la santé. Mais ceci n'est donc pas toujours possible, que ce soit pour la personne sensible ou non-sensible. Effectivement, de nos jours, environ 60 % des maladies découlent du stress. Puisque la tolérance est plus basse chez la personne sensible, nous sommes en effet nombreux à souffrir des symptômes de stress, tels que :

- problèmes de sommeil ;
- tensions musculaires ;
- fatigue chronique ;
- migraine ;
- mauvaise digestion ;
- mauvaises défenses immunitaires, avec plus de rhumes et de grippes.

La santé psychique

Dépression et anxiété

Avant d'entamer la partie santé psychique, je ne peux pas m'empêcher de répéter qu'une personne hautement sensible qui mène une vie sans trop de stress n'a pas plus de raison que quiconque de tomber malade ou d'avoir des ennuis psychiques. Néanmoins, d'après les études, environ la moitié des personnes hautement sensibles considèrent qu'elles ont eu une enfance « difficile », ce qui peut mener à la dépression, à l'anxiété ou à la timidité plus tard dans la vie. Mais, ceci n'est pas une vérité absolue. Il y a aussi des personnes hautement sensibles qui développent de la dépression, de l'anxiété ou de la timidité malgré une enfance heureuse. Ce n'est donc pas la sensibilité *en soi* qui risque de créer des problèmes, mais le trait de tempérament en *interaction* avec l'environnement. Il y a aussi des facteurs comme la surstimulation, le stress ou l'agressivité d'autrui, qui peuvent nous toucher négativement.

La psychothérapie

Elaine Aron constate que la moitié des clients chez les psychothérapeutes sont des personnes à sensibilité élevée. Il peut y avoir plusieurs raisons pourquoi une personne sensible ait envie de faire une psychothérapie :

- La découverte de l'hypersensibilité peut nous bouleverser. Tout d'un coup, nous pouvons mettre un mot sur ce que nous avons toujours senti mais pas compris. Nous sommes alors nombreux à vouloir transformer notre façon de vivre, comme déménager, changer de profession, nous marier, divorcer…

- Nos réflexions en profondeur contribuent à notre vie intérieure riche, avec de l'introspection et des questions existentielles. Parfois, nous avons besoin de démêler toutes nos pensées avec quelqu'un qui écoute sans juger.
- Même si nous avons grandi dans de bonnes conditions et ne sommes pas particulièrement abattus ou tristes, cela peut être très utile de discuter des *conséquences* de notre trait de tempérament.
- Nous avons besoin de relire notre enfance à travers la grille de notre sensibilité.

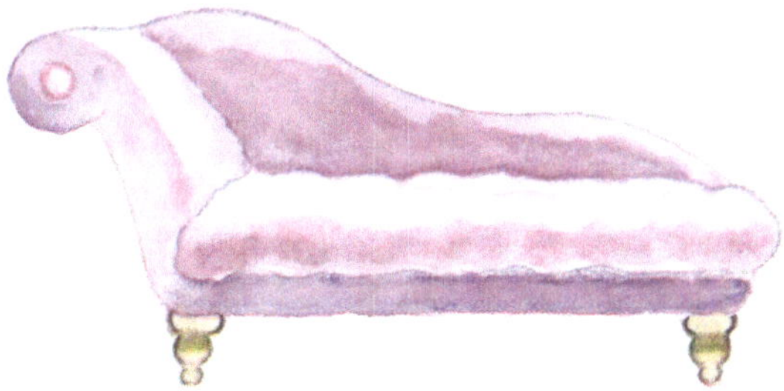

Être au courant ou non ?

Est-ce nécessaire que notre psychothérapeute ou psychologue connaisse l'hypersensibilité ? Tenant compte de la liste ci-dessus et de ma propre expérience, je pense que c'est *indispensable* que le thérapeute comprenne la haute sensibilité, car elle contribue totalement à notre identité, à notre façon de réfléchir et de fonctionner. Cela éviterait aussi des étiquettes erronées, telles que « phobie sociale » ou « bipolarité ». Cependant, j'ai l'impression que les thérapeutes ne prennent pas souvent en considération le tempérament de leurs clients.

L'estime de soi

Souvent, la personne hypersensible a une faible estime de soi, et cela pour plusieurs raisons. La reconnaissance des autres (et de nous-mêmes) est très importante pour son estime personnelle, et il se peut que notre sensibilité n'ait pas été vue ou respectée par notre entourage. En plus, quand nous nous sentons observés ou sommes surstimulés, nous faisons une moins bonne performance que d'habitude. Même si nous sommes très bien préparés, nous ne réussissons pas aussi bien que nous l'aurions voulu. Cela peut être vécu comme un échec et nous commençons à douter de nous-mêmes, à nous culpabiliser...

Je sais que toutes les personnes hypersensibles sont créatives, par définition. Nombreuses sont celles qui ont écrasé leur créativité à cause de leur mauvaise estime de soi ; encore plus nombreuses sont celles pour qui on l'a écrasée avant même qu'elles aient pu s'en douter. Mais nous l'avons tous.

Elaine Aron

Suggestion : nous avons tendance à placer la barre très haut et à rechercher la perfection. Autrement dit, nous nous mettons une pression énorme pour ne pas échouer. Pourquoi ? Est-ce pour faire mieux que « les autres » ? Ne serait-ce pas plus enrichissant de nous *connecter* aux autres que de se *comparer* à eux ? Depuis que j'ai compris que je me rendais la vie dure en essayant d'atteindre la perfection (qui n'est qu'une pensée obsessionnelle), je fais de mon *mieux*. Beaucoup de perfectionnistes ont des idées excellentes, mais qui n'aboutissent souvent à rien à cause de la peur « d'échouer ».

Le travail

Le sujet du travail est plus ou moins préoccupant pour tout le monde. Comment vais-je trouver un travail ? Est-ce que j'ai fait le bon choix professionnel ? Est-ce que je travaille dans une bonne entreprise qui m'offre des possibilités de gravir les échelons, de développer mes talents ou ma créativité ? Est-ce que je m'y plais ? Suis-je satisfait de mon salaire ? Est-ce que mes supérieurs sont sympathiques ? Et mes collègues ? Et mon bureau ? Et l'ambiance ? Et si je perdais mon travail ? Comment vais-je vivre la retraite ?

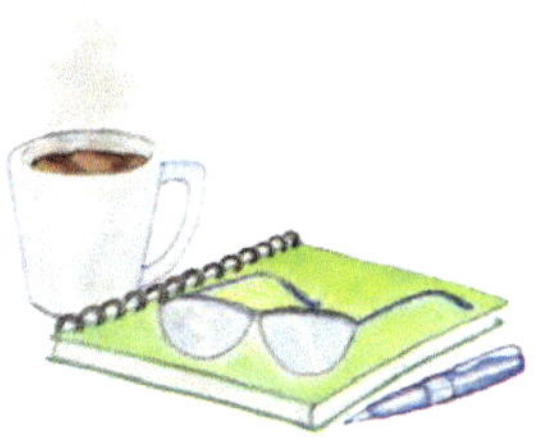

Tant de questions qui occupent une grande place dans la vie de beaucoup de monde, mais surtout chez la personne hautement sensible, qui va encore plus loin dans sa façon de sentir et de penser. En effet, les études montrent que la plupart d'entre nous sommes en quête de ce qui nous fait vibrer, notre passion – c'est souvent un de nos plus grands défis dans la vie. Nous aspirons donc à quelque chose en plus, à une occupation qui donne un sens à notre existence. Ce désir peut bouillonner en nous pendant de nombreuses années. En attendant, nous avons peut-être l'impression de ne pas être à la bonne place, de ne pas faire vraiment ce dont nous avons envie, de ne pas être libres et qu'il manque quelque chose dans notre for intérieur. En plus, nous sommes nombreux à tout simplement lutter pour « survivre » dans une économie et un monde du travail souvent difficiles.

Tendances actuelles

Le problème dans l'univers du travail aujourd'hui peut se résumer en un mot : stress. Les patrons des entreprises ont souvent l'idée que si quelqu'un souffre du stress, c'est de sa faute car il n'est pas assez « solide ». Cependant, des statistiques montrent que le stress chez les employés, sensibles ou non, a augmenté de 30 % entre 2005 et 2015. De plus en plus de gens finissent en arrêt de travail à cause de l'épuisement professionnel (toujours en situation de stress chronique). Actuellement, le monde du travail n'est facile pour personne et c'est encore plus vrai pour la personne hypersensible. Il se peut que le portrait qui suit vous semble schématique et sommaire, mais suffisamment de témoignages de personnes hypersensibles dépeignent cette réalité :

- C'est le rendement et la performance qui compte – le fait de produire des résultats et de récolter des bénéfices pour l'entreprise peut être éprouvant pour n'importe qui, hypersensible ou non.
- Le rythme de travail s'est intensifié. Le « temps mort » n'existe plus. Pourtant, la personne hypersensible a besoin de ces micro-pauses pour reprendre son souffle,

procéder à sa réflexion en profondeur, et être de nouveau en phase avec les circonstances.

- Il faut être multitâche. Pourtant, le cerveau est incapable de faire attention à deux choses simultanément. Travailler en faisant des allers et retours entre plusieurs tâches diminue la productivité et multiplie les erreurs.
- Il faut être « efficace », c'est-à-dire se dépêcher pour produire plus en moins de temps. Mais, les études montrent que ceci n'est synonyme ni d'efficacité ni de qualité. C'est quand on peut prendre son temps sans être dérangé qu'on évite les erreurs, chose que préfère la personne hypersensible, et ce qui, à long terme, est plus économique pour l'entreprise.
- Chacun est préoccupé par le risque de restructurations et craint de perdre sa place et de se retrouver au chômage. La concurrence est rude, mais la personne à sensibilité élevée n'est pas très douée pour se frayer un passage à coup de coudes.
- Il faut savoir s'adapter. En principe, ceci n'est pas un problème pour la personne hypersensible, mais dans le contexte du travail, cela veut dire savoir rebondir malgré les échecs, mettre l'empathie de côté, et se comparer aux autres au lieu de se connecter à eux, parfois en utilisant des procédés déloyaux.
- Des études montrent que les bureaux en open space ne conviennent à *personne*, sensible ou non. Et pourtant, ce genre d'aménagements est à la mode. *L'ensemble* des employés se plaignent tout d'abord du fait qu'ils ne peu-

vent pas se couper du monde, et 85 % disent avoir des problèmes de concentration à cause des stimuli sensoriels. Ensuite, ils se plaignent du fait qu'ils sont constamment interrompus, ce qui nuit à la tranquillité du travail, fait baisser la productivité, et devient la cause *principale* du stress. En plus de la pression de productivité, il y a la suspicion, la tension et l'agressivité entre les employés qui augmentent ; ils se sentent de plus en plus contrôlés, énervés et isolés et de moins en moins motivés.

- Il faut travailler en équipe, ce qui n'est pas toujours facile pour la personne hautement sensible introvertie. Souvent, nous voyons la solution au problème avant les autres et/ou sommes les seuls à voir les effets négatifs à long terme d'une action en cours. Cela peut coûter cher de l'affirmer : les collègues se sentent menacés ou nous trouvent pessimistes, et nous nous sentons à l'écart du reste du groupe.

- Pour réussir, il faut savoir se montrer et faire semblant, tout en faisant du réseautage dans le but de remplir son carnet d'adresses. Pour la personne à sensibilité élevée ce sont là des procédés très superficiels.

Le monde du travail peut donc constituer une montagne de défis pour la personne hypersensible, d'une part pour son bien-être physique, mais aussi mental, puisqu'elle doit s'identifier avec des façons de faire et des valeurs qui ne correspondent pas forcément aux siennes.

Nos points forts

La personne hypersensible a des qualités précieuses qui sortent de l'ordinaire. En attendant de trouver ce que nous voulons *vraiment* faire dans la vie, nous devons apprendre à oser travailler à notre façon, mais surtout à mettre nos forces en avant :

Face à des projets, nous pouvons :

- voir les problèmes dans leur globalité ;
- voir les conséquences d'une décision ;
- réfléchir à long terme ;
- prendre d'excellentes décisions.

Dans le travail, nous :

- avons le sens de la qualité ;
- nous efforçons de ne pas commettre d'erreurs ;
- identifions des lacunes et inefficacités et trouvons des solutions aux problèmes ;
- sommes créatifs et avons des idées originales ;
- sommes consciencieux, loyaux et serviables ;
- avons de l'empathie pour les clients ;
- avons une morale éthique.

Communiquer avec votre employeur

Nous avons donc tout un lot de qualités que nous n'arrivons pas toujours à utiliser, parce que nous sommes sur-stimulés ou stressés. C'est du gâchis, pas seulement pour nous (qui sommes frustrés et fatigués) mais aussi pour l'entreprise, qui a besoin de connaître et de profiter des talents de ses employés pour prospérer. Alors, dans le respect de nous-mêmes et pour gagner le respect de notre entourage, nous devons oser en parler.

Suggestion : prenez rendez-vous avec votre chef ou avec le département des ressources humaines. Cela ne sert à rien de parler de votre sensibilité, car vous risquez de vous sentir blessé si votre interlocuteur ne vous comprend pas. Prenez plutôt comme point de départ les besoins de l'entreprise : « Je pourrais mieux me concentrer et mon rendement serait bien meilleur si je pouvais travailler dans le calme » ou « Puisque vous appréciez ma créativité, elle se développe mieux lorsque j'ai le moins de stimuli possible » ou « Ce n'est pas parce que je ne m'exprime pas lors des réunions que je n'ai pas d'idées », et ainsi de suite.

Activités professionnelles

Il y a très peu de choses que les 20 % ne peuvent pas faire, s'ils ont la possibilité de le faire de leur manière.

Elaine Aron

En effet, les métiers qui nous conviennent sont très nombreux. En voici quelques exemples, pêle-mêle :

- artiste, écrivain, journaliste, éditeur, illustrateur, traducteur, libraire, bibliothécaire, conservateur, metteur en scène, acteur, archéologue, historien de l'art, musicien, cultivateur bio, guide de montagne, vétérinaire, médecin (moins aujourd'hui à cause du stress), infirmier, agriculteur, jardinier, viticulteur, météorologue, chercheur, prof à l'université, instructeur de yoga, masseur, réflexologue, comptable, analyste financier, technicien, juge, avocat, ébéniste, photographe, religieux, psychologue, psychothérapeute, programmeur, consultant, enseignant, responsable des ressources humaines, coach, stratège… et même politicien !

La personne à sensibilité élevée est aussi douée dans le contact avec les animaux. Grâce à notre empathie, nous pouvons nous connecter avec eux et comprendre leurs besoins. Mais nous pouvons aussi voir comment les animaux peuvent être utiles pour l'homme :

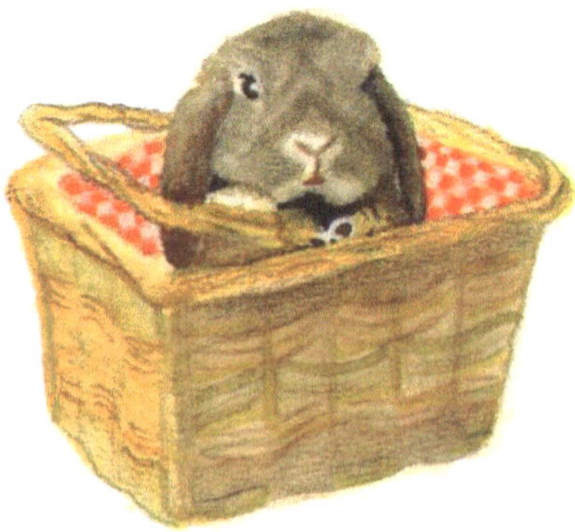

Camille travaille dans un EMS, où elle s'occupe des animaux qui sont là pour le plaisir des pensionnaires : six poules et un coq, dix inséparables et quatre petites perruches dans une jolie volière, deux lapins, un chat et un petit chien. Elle traite ses petits amis avec

beaucoup de douceur et sent immédiatement quand quelque chose n'est pas comme d'habitude : elle perçoit que la poule Ida boite un peu, ou qu'un matin le lapin Gilbert a un regard différent (il s'avère qu'il a mal au ventre). Avec beaucoup de délicatesse, elle aide aussi les personnes âgées à se connecter avec les animaux. Camille est comme taillée pour ce job, qu'elle adore. Elle est très appréciée par tout le monde. Sa sensibilité l'a rendue indispensable !

Par contre, il semblerait que la vente ne soit pas notre domaine préférée. C'est compréhensible, puisque pour faire de la vente, nous devons quitter notre zone de confort et nous confronter à des inconnus pour vanter les avantages d'un produit... Alors, comment se fait-il que ces dernières quinze années, une de mes amies hypersensibles et relativement extravertie a eu comme occupation accessoire de représenter une marque de chaussures, malgré le fait que ça lui a demandé un certain courage, et qu'elle s'est parfois sentie blessée à cause des acheteurs « brusques » ? Elle a compris que c'est parce qu'elle vend des chaussures de *confort*, qui rendent service aux personnes qui ne trouvent rien pour se chausser. En faisant de la vente, elle aide les gens ! En plus, grâce à cette occupation, elle a pu découvrir beaucoup d'endroits différents et satisfaire son côté chercheuse de sensations.

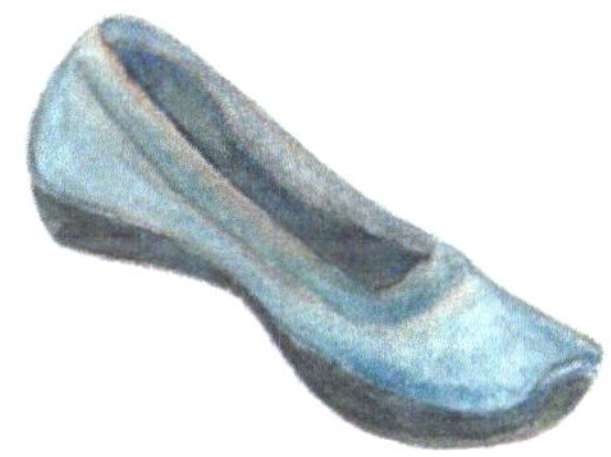

La route vers la passion

Dans son livre *Making Work Work for the Highly Sensitive Person*[1], Barry Jaeger distingue trois types d'emplois, et la façon dont la personne hautement sensible s'y adapte :

Ce job est si monotone – je m'ennuie !

Tout le monde peut occuper un job monotone, souvent pour des raisons pratiques : l'entreprise est près de la maison, le poste est à temps partiel, les tâches ne sont pas compliquées… et on croit ne pas dépenser trop d'énergie. Mais la personne hypersensible ne supportera certainement pas un travail monotone aussi longtemps qu'une personne non-hypersensible. Contrairement à ce qu'on peut croire, un travail sans défi va justement puiser dans nos réserves énergétiques, car nous serons très vite sous-stimulés et risquerons l'épuisement professionnel par l'ennui. C'est vital pour la personne hypersensible d'avoir un travail motivant.

Ce job me plaît bien – j'y arrive !

Nous pouvons aussi occuper un poste, pour lequel nous avons les compétences et les capacités requises. Les défis ne sont pas trop grands, nous nous sentons impliqués et avons des responsabilités. Nous pouvons apprendre et grandir, avec des longues périodes de satisfaction profes-

---

[1] « Faire en sorte que le travail fonctionne pour la personne hypersensible » (trad. libre).

sionnelle, mais aussi des périodes de vide avec des frustrations. La plupart des gens se trouvent dans cette sorte de travail. Malheureusement, *à la longue* il ne va pas convenir à la personne hautement sensible : même si ce genre de job nourrit notre mental, il ne suffit pas pour nourrir notre cœur et notre âme.

Ce job est passionnant – j'adore !

La plupart des gens ne ressentent pas un besoin particulier de rechercher leur passion, mais pour la personne sensible, cela peut devenir une priorité. En effet, nous pouvons passer une vie à réfléchir à ce que nous voulons faire de notre vie ! Nous sommes en quête d'une occupation dans laquelle nous pouvons utiliser nos talents et notre créativité ainsi que nos compétences uniques. Nous voulons nous rendre utiles pour les autres et contribuer à la société. En fait, nous aspirons à trouver une activité qui nous donnerait le sentiment de faire une différence dans ce monde et apporterait un sens plus large à notre existence.

Devenir son propre chef

Alors, comment faire pour découvrir ce qui nous passionne d'une part, et d'autre part trouver l'activité qui nous permettrait de vivre de cette passion ? Probablement, en *écoutant* et en *suivant* notre voix intérieure. Souvent, cela fait déjà un bon moment que nous l'avons entendue. Il peut s'agir d'un rêve de jeunesse ou d'un passe-temps favori. C'est souvent quand nous avons trouvé ce qui nous fait vibrer que le moment est venu de nous mettre à notre compte et de devenir indépendant (mais on peut bien évidemment travailler avec sa passion tout en étant employé). En effet, devenir son propre chef est une route logique pour la personne hypersensible. Néanmoins, est-ce que l'indépendance nous permettrait de gagner notre vie ? L'idée peut mûrir lentement – mieux vaut changer petit à petit, en parallèle avec un travail qui procure un salaire garanti. Tout d'abord, il faut trouver sa niche et s'assurer qu'il y a un *besoin* pour nos services ou notre produit. Pour cela, nous pouvons demander conseil à un expert, faire des études préliminaires de marché et bien comprendre la charge administrative et le stress éventuel que cela implique. Pour les contacts à l'extérieur, nous pouvons toujours partager notre projet avec quelqu'un d'extraverti. Voici quelques points à prendre en considération :

Points positifs :

- nous sommes maître de notre temps ;
- nous pouvons contrôler le niveau de stimulation ;
- nous somme autonomes et n'avons pas besoin de faire de la « politique » au bureau ;
- nous évitons d'éventuels problèmes avec des collègues ou une hiérarchie.

Points négatifs :

- la perspective de se mettre à son compte peut sembler trop risquée ;
- rien que *l'idée* d'un échec peut nous accabler ;
- le danger de vouloir en faire trop ;
- le danger de tomber dans le perfectionnisme ;
- le risque d'isolement ;
- nous sommes seuls pour prendre des décisions ;
- le risque de ne pas s'offrir de vacances (parce que chaque jour sans travail est un manque à gagner).

Attention ! Même si notre activité nous passionne, il peut y avoir des moments de monotonie ou d'ennui… ou de stress ! Ou bien, notre travail devient tellement excitant et absorbant que nous oublions de nous arrêter à temps, ce qui peut mener au surmenage et à l'épuisement.

Mais, n'oublions pas ceci :

Une des plus grandes bénédictions de la vie est de faire un travail qui vous semble vrai et d'être payé pour le faire.

Elaine Aron

Chercheur de sensations et travail

Les hypersensibles chercheurs de sensations changent plus souvent de direction que les autres. Dès qu'un job est maîtrisé, il devient ennuyeux. Alors, nous allons ailleurs pour voir autre chose. Beaucoup de chercheurs de sensations se sentent comme des « ratés », car ils ne restent jamais longtemps à la même place, ne mûrissent pas dans une même profession et ne grimpent pas forcément les échelons comme les autres.

Suggestion : c'est une question d'optique. Nous ne voulons pas devenir des spécialistes « qui savent tout sur peu », mais préférons être des généralistes, avec un large spectre d'intérêts, de talents et d'expériences.

Les relations

La personne hautement sensible appréhende parfois d'entamer une liaison, et il peut y avoir plusieurs raisons pour cela. Nous avons souvent peur de perdre notre liberté. Si quelque chose tourne mal, nous sommes capables d'imaginer les pires conséquences (nous avons tendance à peindre le diable sur la muraille). Une relation peut engendrer des conflits et des situations désagréables qui risquent de nous mettre mal à l'aise ou de nous accabler. Nous sommes très sélectifs dans le choix d'un partenaire et d'amis – certains comportements ou tics chez l'autre peuvent nous irriter excessivement. Les conversations « pour ne rien dire » nous fatiguent. Nous aimerions trouver quelqu'un qui a une philosophie de vie similaire à la nôtre... Pas évident, tout ça !

La personne hypersensible aspire plus que la moyenne des gens à des liaisons sérieuses, profondes, spirituelles et durables. Nous ne sommes pas des fans de changements (à moins d'être chercheur de sensations). Nous sommes loyaux et ne voulons pas décevoir ou rompre, tout comme nous ne voulons pas être déçus ou délaissés. Tant qu'il y a le moindre espoir de sauver une relation, nous sommes d'accord de faire de grands efforts pour arranger les choses, écouter l'autre et nous adapter le plus possible. C'est aussi pour cela que nous avons malheureusement tendance à rester trop longtemps dans des relations qui sont nuisibles pour nous.

Relations toxiques

La personne hypersensible tombe fréquemment dans les griffes des pervers narcissiques, ou manipulateurs. Pourquoi ? Les raisons peuvent être nombreuses, et en voici quelques unes :

- Notre intuition ne suffit pas toujours à percer le jeu, souvent subtil, du pervers narcissique, avant qu'il ne soit trop tard.
- Le pervers narcissique veut que la victime devienne une extension de lui-même, tandis que la personne sensible a de la peine à poser des limites. Parce que nous manquons souvent d'estime de soi ou de confiance en nous, et que nous avons une empathie et une compassion très développées, c'est souvent impossible pour nous de simplement dire: « Jusqu'ici mais pas plus loin ! »
- Le pervers narcissique joue avec nos besoins affectifs (extra forts si nous avons été abandonnés ou blessés).
- Nous avons des qualités qui nourrissent les manques chez le pervers narcissique : nos émotions fortes, notre empathie, compassion, gentillesse, serviabilité, prévenance…
- Souvent, nous voulons même « sauver » le pervers narcissique, dont une des stratégies est de prendre le rôle de victime. En effet, nous sommes capables de nous

effacer pour lui rendre service et pour satisfaire ses souhaits et besoins. Ceci est particulièrement vrai de la part de ses enfants (jeunes ou adultes).

Avant et après la « découverte »

La personne hypersensible qui découvre son trait de tempérament au moment où elle n'a pas de liaison stable n'a pas besoin de se faire du souci : elle pourra choisir un partenaire éventuel en fonction de sa sensibilité. Mais, si nous sommes déjà engagés dans une relation au moment de notre découverte, ce n'est pas aussi simple. Quand nous commençons à connaître notre « nouvelle » identité, nous remettons en question notre vie entière, y compris nos relations, et nous voyons notre partenaire sous un nouvel angle. Peut-être découvrons-nous que notre couple ne fonctionne plus si bien, ou, au contraire :

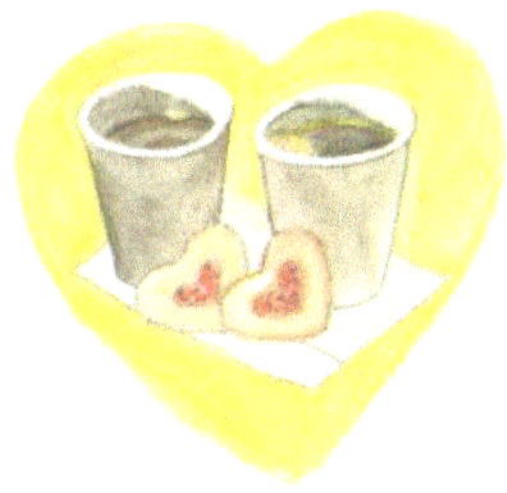

Je connais une femme, qui a rencontré son mari dans un train. Cela fait 30 ans qu'ils vivent un mariage très réussi. Il y a un certain temps, elle a compris qu'elle était hypersensible... et chercheuse de sensations... et surdouée ! Cela lui a fait trois drôles de chocs ! Quelque temps après, elle s'est rendu compte que son époux était comme elle ! Eh oui, c'est cette similitude sous-jacente qu'ils ont senti dans le train et qui les a réunis. Aujourd'hui, les deux donnent libre cours à ce qu'ils ont réprimé durant leur vie. Leur relation est aussi heureuse qu'avant, mais différente, avec, entre autre, beaucoup plus d'intensité.

Tempéraments identiques

20 % + 20 %

Voici une combinaison avec deux partenaires en général heureux ensemble et satisfaits de leur relation. Grâce au trait de tempérament que nous partageons, nous avons beaucoup de points en commun et nous nous sentons proches. Mais, ce n'est pas toujours que « qui se ressemble s'assemble ». Si nous ne faisons pas attention, il y a un risque que notre relation devienne monotone. C'est comme être assis du même côté du bateau – il risque de couler !

Aspects positifs

- Nous respectons la sensibilité de l'autre, c'est-à-dire son seuil sensoriel, son besoin de calme et de solitude, ses émotions fortes, sa susceptibilité envers les critiques, etc. Bref, chacun peut être soi-même sans avoir à se sentir gêné. Nous nous comprenons et sommes sur la même longueur d'onde.

Aspects négatifs

- Les deux ont tendance à vouloir fuir les confrontations. Qui va prendre l'initiative de se plaindre du mauvais service au restaurant ou de demander à pouvoir changer de chambre d'hôtel quand elle sent la vieille fumée ?
- Nous n'aimons pas beaucoup les conflits. Alors, pour éviter des disputes, chacun à tendance à encaisser. Pour-

tant, une bonne bagarre de temps à autre nettoie l'air et offre en général l'occasion de se réconcilier !

- Qui des deux va enfin se décider à prendre une décision ?
- Nous sommes vite submergés par de longues journées de travail, des bus bondés, des enfants surexcités... Deux partenaires qui sont tendus en même temps ont intérêt à se laisser en paix jusqu'à ce que chacun ait retrouvé son calme.
- Ce couple risque de rester un peu trop « dedans ». Les deux se plaisent bien à la maison, dans leur zone de confort. Mais cela peut devenir fade. Leur vie de couple devient prévisible, sans surprises. Alors, de temps à autre, il faut que nous nous prenions par la main et que nous mettions le nez dehors. Autrement, nous risquons d'être sous-stimulés.

2 X 20 % + chercheurs de sensations

Deux personnes hypersensibles *et* chercheuses de sensations peuvent faire bon ménage, mais doivent faire attention malgré tout. Le rythme de vie peut devenir trépidant. Alors, nous devons nous entraider pour ne pas devenir sur-stimulés, voir *trop* sur-stimulés ! Le couple d'Anne et Sylvain entre dans cette catégorie :

Anne et Sylvain travaillent tous les deux en freelance et sont globalement très actifs, mais pas toujours en même temps. Quand l'un est bien lancé, l'autre aura beaucoup de peine à capter son attention et à le freiner un peu. Parfois, Sylvain veut

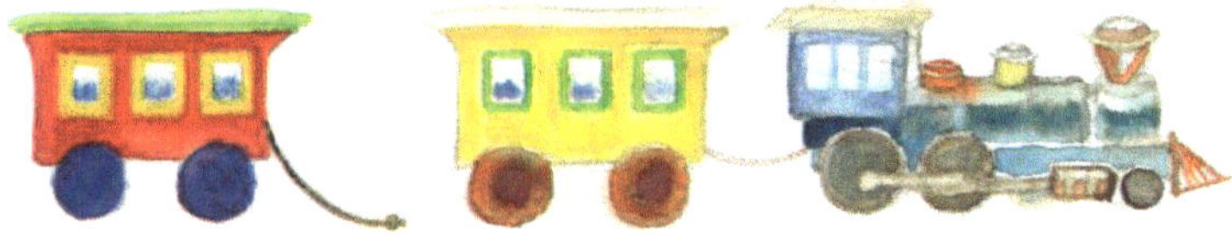

« changer de cadre » et part en train pour la journée. Son programme fait en général frémir sa femme de crainte. Anne sait que son mari va rentrer extenué (18 heures plus tard) mais satisfait d'avoir bien profité de sa journée ! Par chance, le lendemain il pourra faire la grasse matinée. Et heureusement, les deux font aussi un effort pour planifier des activités en commun… y compris des moments de repos.

Tempéraments différents

20 % + 80 %

Bonne surprise ! Cette combinaison, qui concerne la moitié d'entre nous, peut être excellente ! Ce n'est pas parce que les partenaires sont dotés de tempéraments différents qu'ils ne peuvent pas avoir une bonne relation. Cependant, quand un couple 20 % + 80 % se dispute, une bonne idée serait de vérifier si les difficultés surviennent à cause des différences de tempérament ou non. Cela pourrait contribuer à éliminer pas mal d'accusations et de ripostes. Nous comprenons mieux le pourquoi de nos irritations, et tout d'un coup, elles deviennent plus faciles à accepter.

Maurice et Monique sont mariés depuis très longtemps. Lui n'est pas hypersensible tandis qu'elle l'est. Maurice a besoin de sortir régulièrement pour voir du monde, sinon il devient irritable et a l'impression « d'être emprisonné ». Monique fonctionne différemment. Elle a besoin de rester tranquille, d'avoir du temps pour elle, pour réfléchir, bouquiner ou tout simplement « ne rien faire ». Au début, ces divergences rajoutaient du piquant à leur relation, mais peu à peu elles sont devenues la cause de nombreuses disputes. Aujourd'hui, Monique et Maurice ont compris qu'ils ont des tempéraments différents, ce qui change complètement la donne.

Puisque nous avons des fonctionnements de base dissemblables, nous devons apprendre à connaître, à accepter et à nous adapter au tempérament de l'autre. Cela demande du respect mutuel. Depuis qu'ils ont appris à accepter leurs différences, Maurice et Monique sont devenus plus tolérants, chacun faisant des efforts pour accommoder l'autre. Le fait de faire cet effort signifie que chacun se soucie du bonheur de l'autre, se rend « facile à aimer », et notre couple sera d'autant plus soudé. N'est-ce pas un signe d'amour ?

Depuis que Maurice et Monique ont compris leurs différences de tempérament, ils ont donc décidé d'apprendre à faire des compromis peut renforcer leur relation : Maurice (« 80 % ») pourra sortir avec ses amis pendant que Monique (« 20 % ») restera tranquille à la maison, sans que cela pose un problème. Mais attention ! Ils veillent aussi à trouver des activités qui plaisent aux deux, comme des visites au musée, des voyages à l'étranger ou des balades en voiture :

Le samedi, Maurice adore aller chiner dans les brocantes. Il peut passer des heures à zigzaguer entre les tables bondées de mille et une curiosités, à discuter avec les exposants, à fouiller les cartons sous les tables, à refaire « juste un dernier tour »... Quant à Monique, elle prend plaisir à l'accompagner pour sortir un peu et « voir autre chose ». Mais elle ne tient pas aussi longtemps que son mari dans « les salles bruyantes qui manquent d'air ». Alors elle sort de là et trouve un coin tranquille où elle peut s'asseoir pour écrire une carte postale ou tricoter. Parfois, elle visite un musée ou une boutique. Sur le chemin du retour, le couple s'arrête quelque part pour boire un verre ou peut-être manger un morceau. Ils ont du plaisir à partager leurs expériences de la journée.

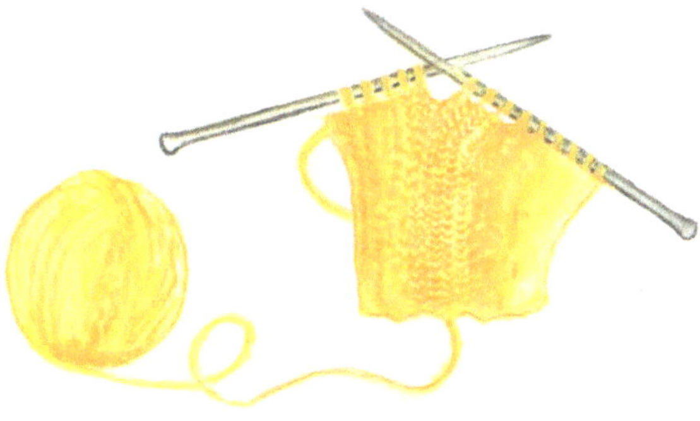

Trouver son équilibre

Mettre des limites

Si vous m'avez lu jusqu'ici vous êtes probablement d'accord que pour trouver notre équilibre, nous devons tout d'abord apprendre à connaître nos limites, pour ensuite les poser… et ceci sans nous culpabiliser par peur de décevoir.

Tout le monde, sensible ou non, a besoin de marquer son territoire, de mettre des limites et de dire *non* de temps à autre. Cependant, pour la personne hypersensible, c'est essentiel. Nous devons nous préserver, car nos ressources en énergie s'épuisent plus vite que chez la moyenne des gens. Nous ne pouvons ni être disponibles pour chacun 24/24, ni prendre tous les problèmes du monde sur nos épaules, ou nous risquons fort de nous écrouler. Et cela ne servirait à rien pour personne. Dans l'avion, il est clairement dit que les passagers doivent mettre leur propre masque à oxygène avant d'aider les autres à mettre le leur. Pour la personne hautement sensible, ce conseil est à appliquer aussi après l'atterrissage !

Voici quelques suggestions pour poser nos limites :

- Apprendre à dire non (sans avoir un nœud à l'estomac) à ce qui n'est pas important pour nous : « Non merci, cela ne me convient pas ».
- Apprendre à nous écouter et à quitter une situation *avant* qu'elle devienne désagréable pour nous ; si c'est déjà « trop », il ne faut pas hésiter à partir.
- Éviter des activités que nous jugeons trop fatigantes, trop stressantes, pas assez motivantes ou trop risquées.
- Éviter des situations qui nous brusquent, telles que des films d'horreurs, des jeux d'action ou des journaux à sensations. Au lieu de subir les images parfois dures dans le journal télévisé, nous pouvons nous tenir informés en lisant des quotidiens ou des publications spécialisées.
- Éviter de fréquenter des personnes qui nous blessent, nous attristent, nous tirent en bas ou qui essaient de profiter de nous.
- Oser demander à ce que l'on baisse la musique au restaurant ou qu'un passager dans le train parle moins fort au téléphone portable ou qu'il désactive le son quand il tapote sur son clavier…
- Cesser d'être la « bonne poire » et celui qui fait des heures supplémentaires, le travail de ses collègues (même au risque de passer pour un « mauvais collègue »), les courses pour la voisine quand ses propres enfants pourraient très bien s'en occuper…

- Arrêter de vouloir à tout prix résoudre les problèmes des autres ; pour nous y aider on peut se poser les deux questions suivantes : Est-ce vraiment *mon* problème ? Est-ce qu'on m'a *demandé* de résoudre leur problème ? La réponse aux deux questions est souvent non.
- Devenir plus sélectif dans nos choix. Apprendre à ne pas prêter de l'argent à droite et à gauche ; oser ne pas toujours répondre au téléphone ou prêter l'oreille à tout le monde.

Cette liste n'est bien évidemment pas exhaustive. Néanmoins, elle peut vous encourager à réfléchir sur votre situation. Poser des limites peut être un long apprentissage, mais il en va de notre bien-être émotionnel, psychique et physique.

Trouver le calme

Pendant que nous apprenons à fixer des limites et à dire non, nous devons aussi apprendre à intégrer quelques nouvelles routines dans notre quotidien. Une chose très importante est de nous réserver du temps pour prendre soin de nous. Ceci est aussi valable pour les messieurs ! Au début, cela peut sembler bizarre si nous n'en avons pas l'habitude, et nous devons presque nous forcer. Mais nous avons tout à y gagner. Nous allons devenir plus paisibles et plus résistants. Souvenez-vous, c'est seulement après avoir mis notre propre masque à oxygène que nous pouvons aider les autres à mettre le leur. Voici quelques suggestions pour aider la personne hypersensible à calmer son corps (système nerveux) et son esprit (traitement en profondeur) :

- Une des choses les plus importantes pour la personne sensible, c'est le sommeil. Cependant, nous sommes nombreux à avoir des difficultés à nous endormir ou à rester endormis. Il faut dire que nous n'avons pas tous besoin des huit heures sacrées de sommeil par nuit. Cependant, puisque nous sommes sensibles aux stimuli, faisons un effort pour les limiter quelques heures avant de nous coucher. Si nous avons de la peine à nous endormir, nous pouvons rester couchés avec les yeux fermés en faisant des respirations lentes et profondes. Néanmoins, si nous commençons à cogiter, il est préférable de sortir du lit plutôt que de commencer à angoisser. Pour compenser un manque éventuel de sommeil de nuit, nous avons peut-être la possibilité de nous retirer dans un endroit tranquille à un moment de la journée, pas nécessairement pour dormir mais au moins pour fermer les yeux et nous centrer.
- Faire un effort pour vider notre esprit des tracas de la journée. Entre les livres, les CD et les vidéos qui nous apprennent par exemple différentes sortes de méditation, le lâcher prise, la respiration, la relaxation ou le yoga, il y a l'embarras du choix. Je pense que chacun peut trouver ce qui lui convient le mieux pour apaiser son corps et son esprit. Parfois, nous pouvons aussi nous offrir un massage, une séance de réflexologie, un soin aux huiles essentielles, une visite au spa, ou tout simplement une promenade dans la nature.

Presque tous les matins, je me promène dans la forêt et à travers les champs. Sur le chemin, je rencontre des vaches et des veaux, des chevaux, des moutons, des ânes, des grenouilles et parfois des chevreuils.

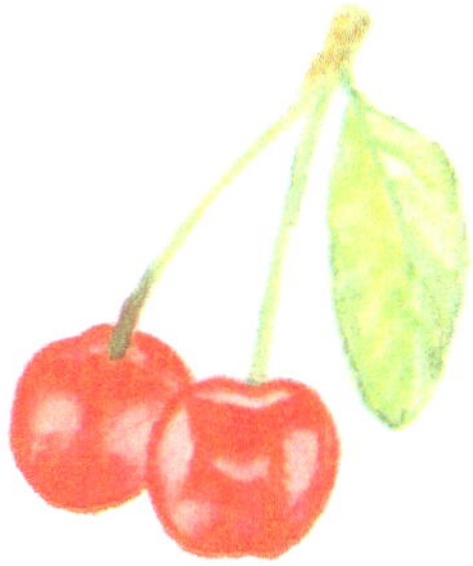

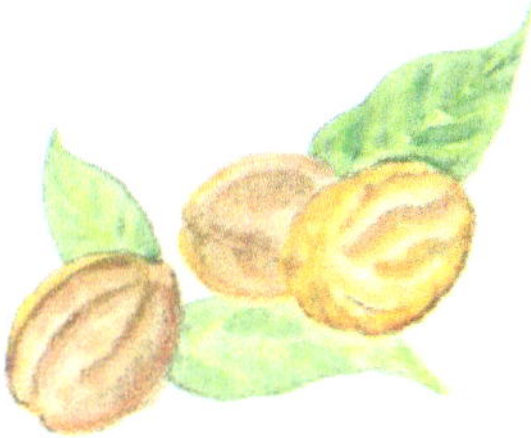

J'entends le chant des oiseaux, je vois des fleurs sauvages, je trouve des cerises en été et en automne des noix. Je profite des collines et des ruisseaux. Je garde la forme en même temps que je vide ma tête.

- Assez régulièrement, nous avons besoin de vivre une journée non planifiée, durant laquelle notre esprit peut vagabonder sans stimuli dérangeants et nous pouvons faire ce que nous avons envie de faire sur le moment : nous rendormir, prendre le petit déjeuner au lit, essayer une nouvelle recette, nous balader en forêt, faire du cheval ou du jardinage, bricoler, peindre, tricoter, jouer d'un instrument, profiter du coucher de soleil… Cependant, ce n'est pas évident de trouver du temps rien que pour soi si notre famille nous sollicite sans arrêt. Mais, c'est peut-être une belle occasion de s'exercer à poser des limites ?

- Passer un jour par semaine sans téléphone, télévision et ordinateur (parce qu'ils sont complètement éteints).

- En ce qui concerne les vacances, l'idéal serait de les répartir en plusieurs fois sur l'année plutôt que de les prendre en une seule fois.

Chacun pourra allonger cette liste à sa guise ; chacun trouvera ce qui lui convient le mieux, non seulement du point de vue du temps disponible, mais aussi des moyens financiers. Heureusement, la personne hypersensible n'a pas besoin d'extravagances pour trouver son bonheur ! Ce qui importe est de trouver le calme dont notre système nerveux sensible et notre mental ont besoin.

Pour conclure

Merci de m'avoir accompagnée jusqu'ici ! J'espère que vous avez pu trouver des réponses à vos questions, peut-être un début de solution à un problème ou tout simplement que votre curiosité a été satisfaite. Mais surtout, j'espère que j'ai réussi à vous transmettre un regard positif sur la haute sensibilité et que maintenant, vous allez arrêter de penser qu'il y a quelque chose qui cloche en vous. Il n'y a absolument *rien* qui cloche en vous. Ne laissez personne prétendre le contraire !

L'hypersensibilité est un cadeau extraordinaire dont vous pouvez être fiers. Alors, bonne route sur le chemin de votre sensibilité que vous parcourerez la tête haute !

Bibliographie

Livres

ARON N. Elaine, *The Highly Sensitive Person*, Broadway Books, 1997

ARON N. Elaine, *The Highly Sensitive Person's Workbook*, Broadway Books, 1999

ARON N. Elaine, *The Highly Sensitive Person in Love*, Broadway Books, 2000

ARON N. Elaine, *The Highly Sensitive Child*, Broadway Books, 2002

ARON N. Elaine, *Psychotherapy and the Highly Sensitive Person*, NY: Routledge, 2010

ARON N. Elaine, *Ces gens qui ont peur d'avoir peur – mieux comprendre l'hypersensibilité*, Les Éditions de l'Homme, 2013

COOPER M. Tracy, *Thrive! The Highly Sensitive Person and Career*, Invictus Publishing, LLC, 2015

JAEGER Barry, *Making Work Work for the Highly Sensitive Person*, McGraw-Hill, 2004

ZEFF Ted, *The Highly Sensitive Person's Survival Guide*, New Harbinger Publications, 2004

ZEFF Ted, *The Highly Sensitive Person's Companion*, New Harbinger Publications, 2007

ZEFF Ted, *The Strong Sensitive Boy*, Prana Publishing, 2010

ZEFF Ted, *Raise an Emotionally Healthy Boy*, Prana Publishing, 2013

ZEFF Ted, *The Power of Sensitivity*, Prana Publishing, 2015

Articles

Les articles ci-dessous sont listés par ordre chronologiue de parution. Vous trouverez une liste plus complète sur *www.hsperson.com* (sous « Research »). Sur internet, vous pouvez aussi chercher des termes comme « sensory processing sensitivity », « biological sensitivity to context », « evolutionary biological sensitivity », « differential susceptibility », « vantage sensitivity »...

Jagiellowicz J., Aron A. & Aron N. E. (2016) Relationship between the temperament trait of sensory processing sensitivity and emotional reactivity. *Social Behavior and Personality: an international journal*, 44(2), (185-99)

Hintze A., Olson R. S., Adami C. & Hertwig R. (2015) Risk sensitivity as an evolutionary adaptation. *Scientific Reports*, (1-7)

Acevedo B.P., Aron N. E. et al. (2014) The highly sensitive brain: An fMRI study of sensory processing sensitivity and response to others' emotions, *Brain and Behavior*, 4(4), (453-597)

Pluess M. & Belsky J. (2013) Vantage sensitivity: Individual differences in response to positive experiences, *Psychological Bulletin*, 139, (901-16)

Aron N. E., Aron A. & Jagiellowicz J. (2012) Sensory Processing sensitivity: A review in the light of the evolution of biological responsivity, *Personality and Social Psychology Review*, 16, (262-82)

Aron N. E. (2012) Temperament in psychotherapy: Reflections on clinical practice with the trait of sensitivity, *Handbook of Temperament*, (645-70). NY, Guilford

Licht C., Mortensen E. L. & Knudsen G. M. (2011) Association between Sensory Processing Sensitivity and the serotonine transporter polymorphism 5-HTTLPR short/short genotype, *Biological Psychiatry*, 69; Supplement for Society of Biological Psychiatry Convention and Annual Meeting, abstract 510

Suomi S. J. (2011) Risk, resilience and gene-environment interplay in primates, *Journal of the Canadian academy of child and adolescent psychiatry*, 20(4), (289-97)

Homberg J. R. & Lesch K-P (2011) Looking on the bright side of serotonine transporter gene variation, *Biological Psychiatry*, 69(6), (513-19)

Jagiellowicz J. et al (2010) The trait of sensory processing sensitivity and neural responses to changes in visual scenes, *Social Cognitive and Affective Neuroscience*, 6, (38-47)

Belsky J. & Pluess M. (2009) Beyond diathesis stress: Differential susceptibility to environmental influences, *Psychological Bulletin*, 135(6), (885-908)

Belsky J. et al. (2009) Vulnerability genes or plasticity genes ? *Molecular Psychiatry*, 14, (746-54)

Aron N. E., Aron A. & Davies K. (2005) Adult shyness: The interaction of temperamental sensitivity and an adverse childhood environment, *Personality and Social Psychological Bulletin*, 31, (181-97)

Wilson S. W., Coleman K., Clark A. B & Biederman L (1993) Shy-bold continuum in pumpkinseed sunfish (*Lepomis gibbosus*): an ecological study of a psychological trait, *Journal of Comparative Psychology*, 107(3), (250-60)

Sommaire